嗜癖精神医学の展開
Developments in Addiction Psychiatry

洲脇 寛 著
香川大学名誉教授

株式会社 新興医学出版社

はじめに

　本書は，著者が最近20年間に書き綴ったアルコール・薬物依存症と嗜癖行動障害に関する著作のうち，代表的なもの20編をとりあげ，新たに加筆し一冊の書物として纏めたものである。著者が精神科医として出発したのは1965年のことであるが，その20年後の1986年に，それまでのアルコール・薬物関連の仕事を纏め"薬物・アルコール依存の臨床（金剛出版）"を出版したので，本書はその姉妹編とも言える著書である。前著で紹介した"アルコール依存症候群"の臨床概念が，20年を経た今日ようやく我国の精神医学界にも広く浸透してきたことに感慨を覚える。

　また，前著の中でとりあげた当時の我国の主な乱用物質は，アルコール，覚醒剤，有機溶剤であったが，これらの乱用物質は，今日も脈々と受け継がれており，加えて，コカイン，大麻，抗不安薬など依存物質の多様化が進み，さらに行動そのものへの依存と解される食行動異常，ギャンブル癖などの嗜癖行動障害が新たな問題として登場してきた。前著の"あとがき"の中で，「……薬物・アルコール依存は生きた怪物であり，本書（前著）に描かれた怪物は，今日の日本のそれである。この怪物は，与えられた環境によって触手を延ばし肥大もすれば縮小もする。20年後に，果たしてこの怪物は，どんな姿になっているのであろう。……」と書き留めているが，本書は，まさにこの20年間の怪物の姿とそれにかかわる著者自身の足どりを記したものである。

　本書は，6章から構成されており，第1章では，物質依存症と嗜癖行動障害の疾病概念が扱われるが，特に"嗜癖行動障害"と"Common Mental Disorders"の臨床概念は，前著にはなかった新たな概念である。また，脳の科学とスピリチュアリティという両極からのアプローチは，これまでも，そして将来も変わることのない嗜癖問題の接近方法ではなかろうか。第3章の物質依存症の臨床各論では，前著に比し，様々な依存物質をとりあげ，様々な局面における対応をかなり詳細に述べている。また，第4章では，回復への原動力とも言えるスピリチュアリティの問題を，そして，第5章で，予防と教育の問題をとりあげた。臨床医学の最終的な目標は，治療やリハビリテーション以上に，予防であり，健康そのもののいっそうの増進であろう。物質依存症と嗜癖行動障害についても例外ではない。

　本書が，1人でも多くの方々の目に留まり，物質依存症・嗜癖行動障害の病態の理解と，治療・予防を進める上で役立つことがあれば，著者にとってこの上ない喜びである。

2005年5月

洲脇　寛

目　次

第1章　物質依存症と嗜癖行動障害の疾病概念 …………………………1

1. 依存（依存症候群）―物質依存症の中核概念― ………………………1
(1) アルコール依存 ……………………………………………………………3
　a) アルコール依存症候群 ………………………………………………3

2. 中毒・乱用・嗜癖の臨床概念 ……………………………………………7
(1) 中毒 …………………………………………………………………………7
(2) 乱用 …………………………………………………………………………7
(3) 嗜癖 …………………………………………………………………………8
(4) 急性中毒 ……………………………………………………………………8
(5) 離脱症状 ……………………………………………………………………8
(6) 依存症候群 …………………………………………………………………9
(7) 精神病性障害 ………………………………………………………………9
(8) 健忘症候群 …………………………………………………………………9
(9) 残遺性・遅発性の精神病性障害 …………………………………………10
(10) 関連身体・社会障害 ………………………………………………………10
　a) 関連身体障害 …………………………………………………………10
　b) 関連社会障害 …………………………………………………………10

3. 脳科学とスピリチュアリティ―物質依存への両極からのアプローチ ………12
(1) 精神依存をめぐって ………………………………………………………12
(2) 脳内報酬系 …………………………………………………………………13
(3) スピリチュアリティ ………………………………………………………15

4. 嗜癖行動障害の臨床概念 …………………………………………………18
(1) 嗜癖行動障害の臨床概念 …………………………………………………18
　a) 嗜癖と依存――用語概念の時代的変遷 ……………………………18
　b) 嗜癖行動障害の診断基準（案） ……………………………………19
　c) 嗜癖行動障害の種類 …………………………………………………19
　d) DSM-Ⅳ, ICD-10における嗜癖行動障害の位置づけ ………………20
(2) 嗜癖行動障害の背景と成り立ち …………………………………………21
　a) 心理社会的側面 ………………………………………………………21
　b) 生物学的側面―脳内報酬系と負の強化 ……………………………22
(3) 嗜癖行動障害の治療と予防 ………………………………………………22
　a) 嗜癖行動障害の治療 …………………………………………………22
　b) 嗜癖行動障害の予防・早期介入 ……………………………………22

- **5. Common Mental Disorders としての物質依存・嗜癖行動障害** ………… 24
  - (1) コミュニティ，プライマリケアにおける精神障害 …………………… 24
  - (2) Common Mental Disorders ……………………………………………… 25
    - a) 精神疾患（障害）モデルとしての Categorical model と Dimensional model …… 25
    - b) Dimensional model としての CMD ………………………………… 25
    - c) 広義の CMD ……………………………………………………… 27
  - (3) Normal-abnormal Level Continuum Common Mental Disorders（CCMD）の提唱 … 29
  - (4) Continuum CMD のプロトタイプとしてのアルコール依存症，神経性無食欲症 …… 29

第2章 物質依存の臨床—総論— …… 32

- **1. 依存性物質の種類と関連障害** ……………………………………… 32
  - (1) 依存性物質の種類 ……………………………………………… 32
  - (2) 物質関連障害の種類 …………………………………………… 33
    - a) 関連精神障害 ………………………………………………… 33
    - b) 関連社会障害・身体障害 …………………………………… 36
- **2. 物質依存症の治療とリハビリテーション** ……………………… 38
  - (1) 急性中毒・離脱症状の治療（解毒） ………………………… 38
    - a) 急性中毒の治療 ……………………………………………… 38
    - b) 離脱症状の治療 ……………………………………………… 39
  - (2) 関連精神障害の治療 …………………………………………… 40
  - (3) 依存のリハビリテーション …………………………………… 40
    - a) 精神医学的面接 ……………………………………………… 40
    - b) 配偶者（家族）との面接 …………………………………… 40
    - c) リハビリテーションの目標と方法 ………………………… 41

第3章 物質依存症の臨床—各論— …… 44

- **1. アルコール依存症—診断と治療の実際—** ……………………… 44
  - (1) 急性中毒の診断と治療 ………………………………………… 44
  - (2) 離脱症状 ………………………………………………………… 44
    - a) 症状と経過 …………………………………………………… 44
    - b) 治療 …………………………………………………………… 45
    - c) 離脱せん妄の治療 …………………………………………… 46
  - (3) 器質性脳障害 …………………………………………………… 46
    - a) Wernicke-Korsakoff 脳症 …………………………………… 46
    - b) ペラグラ脳症 ………………………………………………… 47
    - c) 肝性脳症 ……………………………………………………… 47

d）硬膜下血腫 ··48
　(4) 精神障害 ··48
　　　a）アルコール幻覚症 ··48
　　　b）アルコール嫉妬妄想 ··48
　　　c）精神障害の合併 ··49
　　　d）その他の不安と抑うつ ··49
　(5) アルコール依存症における向精神薬療法の留意点 ····························49
　(6) 依存症の治療とリハビリテーション ··50
　　　a）抗酒薬 ··50

2. アルコール関連障害―様々な局面における評価と対応― ·····················53
　(1) 病的酩酊 ··53
　　　a）病的酩酊の概念 ··53
　　　b）酩酊の分類と臨床像 ··54
　　　c）病的酩酊の診断 ··55
　　　d）病的酩酊の基盤と誘因 ··56
　(2) アルコール精神病 ··58
　　　a）アルコール精神病の概念と分類 ··58
　　　b）アルコール精神病の臨床―概説― ··59
　(3) うつ病を合併するアルコール依存症の治療 ······································67
　　　a）アルコール依存症における抑うつ状態 ····································67
　　　b）治療の実際 ··68
　(4) 老年期のアルコール依存症 ··74
　　　a）老年期の飲酒行動とアルコール依存症 ····································74
　　　b）高齢アルコール依存症者の関連身体障害 ································74
　　　c）高齢アルコール依存症の臨床特徴と治療 ································77
　(5) アルコール関連痴呆をめぐって ··81
　　　a）アルコール関連脳器質障害 ··81
　　　b）アルコール性痴呆―軽症型と重症型― ····································81
　　　c）アルコール関連痴呆に関与する要因 ··82
　(6) アルコール関連障害と職場 ··85
　　　a）職場におけるアルコール関連障害 ··85
　　　b）発生要因としての職場―特に high risk な職業について― ····86
　　　c）予防，早期発見，治療 ··89

3. 薬物依存症の臨床 ···93
　(1) 睡眠薬・抗不安薬依存 ··93
　　　a）急性中毒の治療 ··93
　　　b）離脱症状の治療 ··93
　　　c）リハビリテーション ··93

(2) 鎮痛薬の乱用と依存 ……………………………………………………95
　a) オピオイド系非麻薬性鎮痛薬 ……………………………………95
　b) 非オピオイド系鎮痛薬 ……………………………………………97
　c) 治療と予防 …………………………………………………………98
(3) ニコチン依存の診断と評価 …………………………………………102
　a) ICD，DSM 分類におけるニコチン依存の位置づけ—アルコール依存と比較して— ……102
　b) 質問紙法によるニコチン依存の評価—FTQ から FTND へ— ……104
　c) まとめ ……………………………………………………………106
(4) 有機溶剤の乱用と依存 ………………………………………………108
　a) 治療計画のための診断と評価 ……………………………………108
　b) 急性期の治療 ……………………………………………………108
　c) 有機溶剤乱用・依存の治療とリハビリテーション ……………108
(5) アンフェタミン類・コカイン依存 …………………………………112
　a) 急性中毒の治療 …………………………………………………112
　b) 離脱症状の治療 …………………………………………………112
　c) アンフェタミン精神病，コカイン精神病の治療 ………………113
　d) リハビリテーション ……………………………………………113
(6) オピオイド依存 ………………………………………………………113
　a) 急性中毒の治療 …………………………………………………113
　b) 離脱症状の治療 …………………………………………………113
　c) リハビリテーション ……………………………………………114
(7) 大麻依存 ………………………………………………………………114
　a) 急性中毒の治療 …………………………………………………114
　b) 関連精神障害の治療 ……………………………………………114

第4章　スピリチュアリティ—回復への原動力— ……………116

1. 自助グループの役割—断酒会と AA— ……………………………116
(1) わが国の自助グループ——断酒会と AA ………………………………116
　a) 歴史 ………………………………………………………………116
　b) 活動指針 …………………………………………………………117
(2) アルコール依存症治療システムにおける自助グループの位置づけ ……118
(3) 社会的自立に向けての自助グループの役割 ………………………119
　a) 断酒の継続 ………………………………………………………120
　b) 人間性の回復 ……………………………………………………120

2. 内観法から内観療法へ（1）………………………………………………123
(1) 吉本伊信師と内観 ……………………………………………………123
　a) 生い立ち …………………………………………………………123

b) 身調べへの精進と宿善開発 …………………………………………124
　　　c) 身調べから内観へ ……………………………………………………125
　　　d) 内観の普及活動 ………………………………………………………128
　　(2) 精神療法としての内観—内観療法— ……………………………………128

3. 内観法から内観療法へ（2）……………………………………………………131
　(1) 精神療法としての内観法の模索—内観法から内観療法へ— …………131
　(2) "嘘と盗み"をめぐって ………………………………………………………132
　(3) 神経症・心身症への内観法の適用 ………………………………………133
　(4) 宗教と精神療法—内観療法の目ざすところ— …………………………133
　(5) アルコール依存症の回復とこころの成長 …………………………………133
　(6) 内観法とAAの12のステップ・12の伝統 ……………………………………135

4. 老年アルコール依存症者の回復過程 …………………………………………138

5. Spiritual Life への旅立ち …………………………………………………141

第5章　予防と教育 ……………………………………………………………143

1. Alcohol Education —誰に向かって何をするか— ………………………143
　(1) アルコール依存症者本人，家族に対する教育的・治療的活動（自助グループを含む）143
　(2) 医学生，医師に対する教育 ……………………………………………144
　　　a) 医学部教育 ……………………………………………………………144
　　　b) 一般医療従事者への教育（内科医，精神科医，コメディカルスタッフなどを含む）…144
　(3) 地域（行政・教育その他の機関，職場，一般住民を対象）での教育活動 ……145
　　　a) アルコール関連問題・障害の予防と早期介入 ……………………145
　　　b) 飲酒習慣を含む健康なライフスタイルの形成 ………………………145
　(4) 国レベルでの活動—自販機問題をめぐるアルコール関連問題学会の活動の推移— 145

2. アルコール依存症の治療をめぐって—今後の課題—（座談会）……………147
　(1) アルコール症医療をとりまく状況の変化 …………………………………147
　　　a) 初診の重要性 …………………………………………………………147
　　　b) 豊富なバリエーションが求められる今後の治療 ……………………148
　(2) 他科医，特に内科医との連携 …………………………………………149
　　　a) 生態学的な（ecological）システムの障害 …………………………149
　　　b) 内科医へのアプローチ ………………………………………………150
　(3) 町中での治療システムの模索 …………………………………………150
　　　a) 抗酒剤を飲むセッティング ……………………………………………151
　(4) 薬物治療 …………………………………………………………………152
　　　a) まずアルコールを断ってみること ……………………………………153
　(5) 医療費，保険点数の問題 ………………………………………………154
　　　a) 低すぎるメンタルケアの評価 …………………………………………154

(6) 今後の課題 …………………………………………………………155
　a) 他科医，家族への啓蒙 ……………………………………155
　b) 家族間の変化 ………………………………………………156
　c) 予防と早期治療 ……………………………………………157
　d) 治療方法の評価と大学教育 ………………………………158

あとがき ……………………………………………………………………161

第1章　物質依存症と嗜癖行動障害の疾病概念

1. 依存（依存症候群）—物質依存症の中核概念—

　物質依存症，あるいは嗜癖行動障害の疾病概念を理解する上での最も基本的で重要な学術用語（technical term）は"依存（Dependence）"であり，まず何よりも依存という病態についての理解が必要である。この依存という用語が，初めて科学的な学術用語として検討され，規定されたのは，アルコール依存症の領域においてである。

　かつては，過量飲酒に関連して生じてくる心身の障害に対する用語として，慢性アルコール中毒（chronic alcohol intoxication），慢性アルコール症（chronic alcoholism），あるいはアルコール嗜癖（alcohol addiction）などといった用語が当てられていたが，そこでは，後述するアルコール依存とアルコール関連障害が混同されたまま使用されていた。こうした混乱を整理し，アルコール摂取に関連した障害を，大系的，科学的に理解しようとして提唱されたのが1977年 Edwards G, Gross MM など WHO グループがまとめあげたアルコール依存（アルコール依存症候群）とアルコール関連障害という2つの概念に基づく明確化であった[2]。すなわち，慢性的な過量飲酒が続いているうちに，アルコールと生体（人間でも動物でも）との間の直接的な相互作用で生じてくる中核的な障害が，依存（dependence）という病態である。この依存という病態を，その他のアルコール摂取に付随して生じてくるさまざまな障害からはっきりと区別して取り出し，アルコール依存以外の障害をアルコール関連障害としてまとめていこうとするものであった。（もっとも，アルコール依存は，アルコール関連障害のなかでもっとも中核的な障害であるという見方もできるわけであるが）。

　そして，アルコール依存を除くアルコール関連障害としては，アルコール依存の2次的な結果としての障害もあれば，アルコール依存でない人にも生じうる障害もある。たとえば，過量飲酒に引き続いて生じるアルコール性膵炎は，持続的な飲酒よりも一時的な大量飲酒の結果生じることが多い。したがって，アルコール性膵炎は，アルコール依存者によくみられるが，アルコール依存でない人にも生じうる。

　また，Edwards らはアルコール依存を一連の特徴的な症状の群(むれ)として把握することが，現在の医学のレベルでは，一番適切と考え，これを表1-1-1に示すような内容のアルコール依存症候群（alcohol dependence syndrome）として提示した。したがって，アルコール依存とアルコール依存症候群は，同義語として理解されるべきものである。

　それでは，実際の臨床において，慢性的な過量飲酒の結果，患者さんの示す病態像は果たしてどうかというと，一般には，図1-1-1に示すようにアルコール依存が中核の障害として存在し，その周辺にさまざまなアルコール関連障害が認められるのが普通である。アルコール関連障害の様相は各個人で違っており，身体面の障害よりも社会面の障害が強く認められ

表1-1-1　アルコール依存症候群

1. 行動面の変化
   飲酒量の増加，社会的容認を超えた飲酒パターン，飲酒行動の単一化，山型飲酒サイクル，負の強化
2. 精神面の変化
   飲酒抑制の障害，衝動的飲酒欲求（craving），飲酒中心の思考
3. 身体面の変化
   離脱症状，離脱症状回避のための飲酒，耐性

WHO（1977）[2]を著者整理

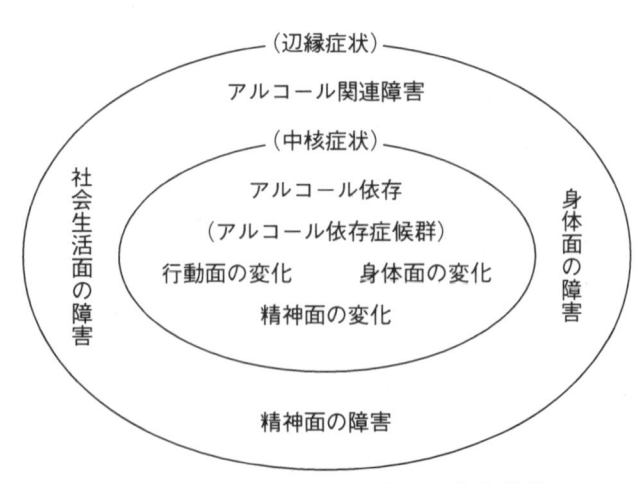

図1-1-1　アルコール依存症の疾病構造

（辺縁症状）アルコール関連障害
（中核症状）アルコール依存（アルコール依存症候群）
行動面の変化　身体面の変化　精神面の変化
社会生活面の障害／身体面の障害／精神面の障害

る人もいれば，その逆の人もいる。また，アルコール関連障害のなかには，アルコール依存が成立していない人にも生じる急性中毒や飲酒運転事故なども含まれる。アルコール依存の重症度とアルコール関連障害の重症度は必ずしも並行しているわけではなく，かなりな程度アルコール依存が進んだ人であっても，身体的・精神的健康は比較的よく保たれた人もいる。

　著者は，アルコール依存症という用語を「アルコール依存が中核的な障害として存在し，その周辺に個人によって色どりの違うさまざまなアルコール関連障害が認められる」という図1-1-1のごとき構造をもつ概念として使用したい。このアルコール依存症という用語には，臨床家の間で相違点がみられるので注意を要する。著者自身は，アルコール依存症という用語の響きには，かつてアルコール症（alcoholism）と呼ばれていたアルコールに関連した広範な障害を含む用語とアルコール依存（alcohol dependence）という中核的な障害を指す新たな用語が合体したところに妙味があり，前述したようにアルコール依存が中核に存在し，その周辺に関連障害が散在しているという構図が描かれれば，それはそれで臨床的な有用性を有するものと考えている。もし，アルコール依存症をアルコール依存と同義に使用するのなら，それは単に物事をまぎらわしくするだけで，アルコール依存という用語だけで十分で

あろう。

(1) アルコール依存

　以上述べてきたことから明らかなように，アルコール依存症の本態を理解することは，とりも直さずアルコール依存を理解することである．以下，アルコール依存の臨床特徴，すなわちアルコール依存症候群について述べてみたい．

　アルコール関連障害の詳細は，ここでは触れないが，アルコール関連障害には，過量飲酒や栄養障害に関連した身体障害から，精神面の機能的・器質的障害，さらには，家族や職業など社会生活に関連した障害など多岐にわたる障害が含まれる．

a）アルコール依存症候群

　アルコール依存の診断は，表1-1-1に示すアルコール依存症候群を構成する3つの領域の変化（①飲酒行動の変化，②精神面の変化，③身体面の変化）を注意深く評価することによって行われる．アルコール依存症候群は，all or noneの病態ではなく，正常飲酒から連続的に移行していくものと考えられるので，その境界は，必ずしも明確なものではない[3]．そのため，現在国際的に汎用されている疾病分類ICD-10やDSM-Ⅳでは[1,5]，主要な依存症状のうち3個以上を認めた場合にアルコール依存とするという操作的診断によって，その境界を設定している．このアルコール依存症候群として提唱された概念は，その後，他の薬物依存にも適用され，ICD-10，DSM-Ⅳに示されている依存症候群，物質依存の診断基準は，アルコールはもちろんのこと，他の薬物も含めた物質依存の診断基準となっている（表1-1-2）[5]．

①飲酒行動の変化

　a）一般に，飲酒量が一定量を越えて連続的に摂取されるようになると，依存への危険性

表1-1-2　依存症候群の診断ガイドライン（ICD-10）[5]

依存の確定診断は，通常過去1年間のある期間，次の項目のうち3つ以上がともに存在した場合にのみくだすべきである．
1) 物質を摂取したいという強い欲望あるいは強迫感．
2) 物質使用の開始，終了，あるいは使用量に関して，その物質摂取行動を統制することが困難．
3) 物質使用を中止もしくは減量したときの生理学的離脱状態．その物質に特徴的な離脱症候群の出現や，離脱症状を軽減するか避ける意図で同じ物質（もしくは近縁の物質）を使用することが証拠となる．
4) はじめはより少量で得られたその精神作用物質の効果を得るために，使用量をふやさなければならないような耐性の証拠（この顕著な例は，アルコールとアヘンの依存者に認められる．彼らは，耐性のない使用者には耐えられないか，あるいは致死的な量を毎日摂取することがある）．
5) 精神作用物質使用のために，それにかわる楽しみや興味を次第に無視するようになり，その物質を摂取せざるをえない時間や，その効果からの回復に要する時間が延長する．
6) 明らかに有害な結果が起きているにもかかわらず，いぜんとして物質を使用する．たとえば，過度の飲酒による肝臓障害，ある期間物質を大量使用した結果としての抑うつ気分状態，薬物に関連した認知機能の障害などの害．使用者がその害の性質と大きさに実際に気づいていることを（予測にしろ）確定するよう努力しなければならない．

が増してくる。逆に，一定量以下であれば依存にはなりえない。適正飲酒の目安としては，清酒に換算して1～2合以下が推奨されている。

　b）また，飲酒量だけでなく，社会の慣習にそぐわない飲酒，たとえば仕事中の飲酒や常習的な飲酒運転なども依存へと発展しやすい生活習慣である。こうした社会的慣習は，国や地域あるいは職場によって異なっており，過量飲酒が容認されている環境では，それほど目立った異常飲酒行動なしにアルコール依存へ発展することもありうる。ワインの常習飲酒が一般化しているフランスでは，ジェリネクのデルタ型アルコール依存，すなわち禁酒ができないタイプのアルコール依存が多くみられる。また，過量飲酒が容認された環境では，アルコール依存の発見が遅れがちになる。

　c）個人の飲酒行動上の重要な変化として，飲酒行動のバライアティの縮小があげられている。平日でも週末と同じパターンで過量飲酒するようになり，やがて，起きている間は常に血中アルコール濃度を保ち，離脱症状を避けるために飲酒するようになってくる。そして最終段階では，一日中過量飲酒を続けているか，くたばって飲めなくなるかといった山型飲酒サイクルと呼ばれるパターンに陥ってしまう。

　d）また，飲酒が体の病気を悪化させたり，家族を不幸にすることが明らかであるにもかかわらず，過量飲酒を続けるようにもなる。

②精神面の変化

　a）自分の飲酒を許容範囲内におさめようと，あれこれルールをつくるが，早晩，2度とやるまいと思っていた飲酒パターンに戻ってしまう。これは，従来，抑制の喪失（loss of control）と呼ばれていた病態であるが，完全になくなってしまうわけではないので，抑制の障害（impairment of control）という表現のほうが適切といわれている。

　b）衝動的飲酒欲求（craving）は，飲酒や酩酊への異常に亢進した欲求を指すが，それが誘発される契機（cue）は，軽い離脱症状であったり，過去の飲酒体験に結びついたさまざまな外的，あるいは内面的な契機であったりする。

　c）衝動的飲酒欲求とは別に，飲酒を中心とした思いが次々と現れるようになる。無意識のうちに，飲酒のプランづくりを心の中に描いていたり，飲酒のイメージが繰り返し心を占めるようになる。しかし，いつでもどこでも飲酒が可能な生活環境に身をおいていると，こうした精神面の変化は，あまり顕著でなくなる。

③身体面の変化

　a）離脱症状

　離脱症状が一連のシリーズとして出現することは，すでにVictor, M.らによって明らかにされているが（図1-1-2），その内容は個人によってかなりな差異がある。

　初期の離脱症状としては，大量飲酒の翌朝体験される症候としては，震え，寝汗，嘔気を伴う咽頭部の感覚過敏（いわゆる空えずき），そして，不安・抑うつ・焦躁感といった不快な気分がある。また，ごく一過性に幻覚体験が認められることもある。

　さらに離脱症状が進行すると，けいれん発作やせん妄状態（振戦せん妄）が発現するようになる。離脱時に随伴する身体所見としては，血圧・体温の上昇，腱反射の亢進などがある。

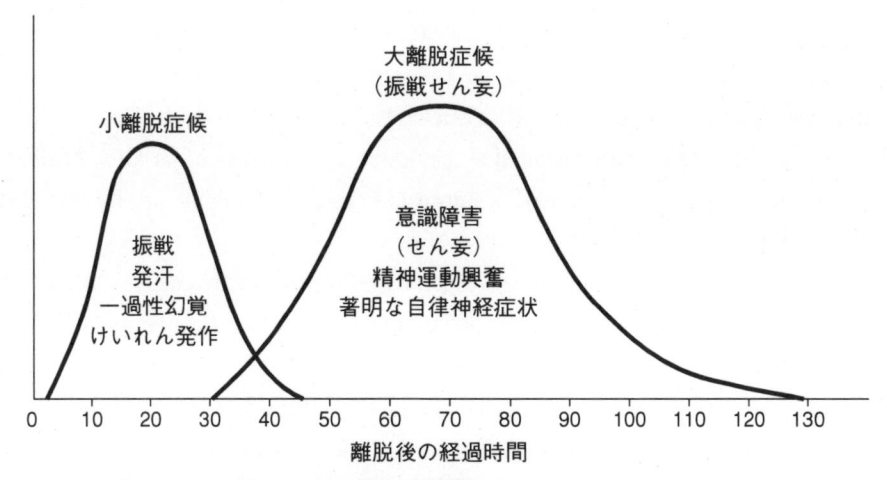

図1-1-2　アルコール離脱症候群
小離脱症候と大離脱症候（Victorら，1973[4])を改変）

離脱症状の出現には，必ずしも完全な禁酒が必須条件ではないが，血中アルコール濃度の下降に際して生じるものであり，普通は大量飲酒エピソードの翌日に生じてくる。大量飲酒エピソードが長期間続くと，離脱症状の程度も増強する。

離脱症状は，初期にベンゾジアゼピン系薬物を投与すると柔らげられるが，ゆっくり減酒していくことによっても柔らげられる。

b) 離脱症状を柔らげるための飲酒

飲酒によって離脱症状が柔らげられたという患者の体験報告は，身体依存の証拠となるものであり，その典型的なパターンは，翌朝出現する離脱症状をさけるための朝酒・迎え酒といった飲酒パターンである。

c) 耐性

耐性とは，アルコールを繰り返し摂取しているうちに，以前と同じ酩酊効果をうるため酒量の増量を必要とするようになる生体の側の変化である。したがって，耐性の臨床評価は，以前の飲酒量ではとても酔えなくなったといった体験や同僚達との宴会のペースではとても酔えず，強めのアルコール飲料を追加したり，宴会後にさらに一人で飲酒するといったエピソードに基づく。

耐性出現のメカニズムは，まだ十分にはわかっていないが，肝ミクロソーム・エタノール酸化系（MEOS）のアルコール代謝機能の亢進やアルコール摂取に伴う神経伝達系や神経細胞の機能変化が関与しているものと考えられる。

なお，依存の後期や老年期には，耐性が低下し，以前の飲酒量より少量で酩酊してしまうようになるので注意を要する。

文　献

1) American Psychiatric Association : Quick Reference to the Diagnostic Criteria from DSM-IV. American Psychiatric Assosiation. Washington D.C., 1994. 高橋三郎ほか訳：DSM-

Ⅳ　精神疾患の分類と手引．医学書院．東京，1995．
2) Edwards G, Gross MM, Keller M, Moser J, Room R（eds）：Alcohol-related disabilities. WHO Offset Publication, No. 32, WHO, Geneva, 1977.
3) Edwards G : The Alchohol Dependence Syndrome : Usefulness of an idea, Alcoholism, New Knowledge and New Responses（Edwards G & Grant M eds）, pp. 136-156, Croom Helm, London, 1977.
4) Victor M, Wolf SM : Treatment of the alcohol withdrawal syndrome. In : Alcoholism ; Progress in Research and Treatment（ed by Bourne PG, Fox R）, p157-163, Academic Press, New York, 1973.
5) World Health Organization : The ICD-10 Classification of Mental and Behavioural Disorders : Clinical Descriptions and Diagnostic Guidelines. World Health Organization. Geneva, 1992．融　道男ほか訳：ICD-10 精神および行動の障害，臨床記述と診断ガイドライン．医学書院．東京，1993．

初出，洲脇寛，宮武良輔：アルコール依存症とその本態．山中學他編；メディコピア35，アルコール―上手につきあうために―．富士レビオ，1997. 128-137頁に加筆．

2. 中毒・乱用・嗜癖の臨床概念

　前項では，本書を理解する上での最も基本的な用語"依存"について概説したが，ここでは，その他の重要な technical term―中毒，乱用，嗜癖の臨床概念について依存と比較しながら，要点を述べておきたい．

(1) 中毒

　精神作用物質による心身の障害を指す古くからの用語として中毒がある．中毒は，元来'外部から何らかの化学物質が生体に侵入し，有害な作用を及ぼす'といういわば物質から生体への一方向の障害を指す概念であり，今日でも急性あるいは慢性中毒などの医学用語として使用されている．これに対して，依存は，前述したように'ある種の精神作用物質を繰り返し摂取しているうちに，生体の側に，その物質に対してやむにやまれぬ欲求が生じ，物質を追い求める行動が優位となり，物質が生体から撤退しようとすると不快な離脱症状（withdrawal symptom）が生じるに至る一連の精神的，行動的，身体的な現象'をいう．また，依存は，習慣性の過量飲酒から連続的に移行しているので，こうした連続性を有する依存症候群の診断にあたっては，操作的な境界設定が必要であり，ICD-10 では，6 つの重要な依存症候のうち，3 つ以上を満たせば依存症候群とするという操作的診断を採用している（表 1-1-2）．なお，こうした依存を形成する物質の代表的なものとしてアルコールと各種の薬物があるが，近年，薬物依存の範囲が，一般に薬物と呼ばれる枠を越えてきたため（例えば，タバコやトルエンなど），1980 年，DSM-Ⅲ において，これらを包含する用語として物質（substance）という用語が登場し，ICD-10（1992 年）でも，精神作用物質（psychoactive substance）という用語が，従来のアルコール，薬物を包含する用語として用いられるようになった．

(2) 乱用

　乱用という用語は，ICD-10 と DSM-Ⅳ で，その内容に差異があるので注意を要する．WHO 専門部会では，乱用という用語に関して，その内容が多義的で，①国や社会が容認していない物質の使用（unsanctioned use），②実際に精神的，身体的な障害をきたしている使用（harmful use），③将来，有害な結果が予測される使用（hazardous use），④社会的，家庭的な機能不全に結びつく使用（dysfunctional use）など様々な使用パターンを含んでいるため，科学的な用語として認めることに批判的であり[3]，ICD-10 では，上記のうち使用者本人に現実に精神的あるいは身体的な健康障害が生じている有害な使用のみが採用されている[5]．

　一方，DSM-Ⅳ では，依存の診断基準を満たすまでには至っていない，上記の② harmful use，③ hazardous use，④ dysfunctional use のうち，いずれか 1 つが認められれば物質乱用とすると規定されている[1]．

(3) 嗜癖

　依存という用語が，科学的用語としてWHO専門部会から推奨される以前には，中毒や嗜癖という用語も類似の病態を表現する用語として，曖昧な規定のまま頻用されていた。こうした状況のなかで，前述したようにWHO専門部会より依存あるいは依存症候群が科学的な概念として提唱され，現在のICD-10診断ガイドラインでも，この流れが踏襲されている[2,3]。

　ところで，依存は，一般に身体依存と精神依存に分けられ，身体依存は，離脱症状や耐性の獲得などから具体的に規定しやすいが，ヒトにおける精神依存は，ギャンブル癖や過食など依存物質を対象としない嗜癖行動（addictive behavior）との間に質的差異を見いだすことが難しいといった問題点がある。また最近では，脳内報酬系を介した共通のメカニズムが想定されるようにもなっている。こうした経緯の中で，従来の物質依存・乱用と，依存物質を対象としない嗜癖行動を包含する用語として，再び嗜癖という用語が脚光を浴びることとなり，嗜癖医学（addiction medicine），嗜癖精神医学（addiction psychiatry）などといった用語として使用されるようになった[4]。

(4) 急性中毒

　最近，精神作用物質の過量摂取による急性中毒で救急外来を受診する例が多くなっており，急性症状の評価と鑑別診断，およびその後の精神医学的諸問題への対処を求められる機会が多い。急性中毒の重症度は，通常，用量依存的であるが，獲得された耐性の程度によってもかなりな個人差が認められる。また，高齢者や肝・腎障害を有する例では，耐性が低下しているので注意を要する。身体管理を必要とする急性中毒としては，普通，アルコール，睡眠薬，抗不安薬，オピオイドなど中枢抑制薬が多い。また，多剤にまたがり摂取されていることがあるので，情報の収集や血中濃度測定を行い，摂取物質の特定を図る必要がある。

　急性中毒は，一般には，意識障害や呼吸循環障害などcriticalなstageを過ぎ，血中濃度が低下すれば快方に向かう。意識障害例では，頭部外傷や低血糖などとの鑑別，あるいはこれらの病態と急性中毒との合併があるので注意を要する。また，精神作用物質の急性中毒では，当該物質の本来の作用とは異なる精神症状（興奮やせん妄などの精神状態）が出現することがあることを念頭に置いておく必要がある（異常酩酊，idiosyncratic intoxication）。

(5) 離脱症状

　離脱症状は，依存症候群の一部を構成し，特に身体依存の重要な指標とされている。離脱症状は，長期間，依存性物質を大量反復摂取していた人が，その物質を中断ないし急激に減量した際に生じる一連の精神・身体症状である。普通，その物質の急性効果とは反対方向の症候が出現しやすい。また，一般に，離脱症状の出現までの時間や持続期間は，その物質の半減期に比例しており，摂取量が増え，摂取期間が長くなると離脱症状の強さも増してくる。

●遷延性離脱症状

　離脱症状が従来いわれているような急性経過で終結せず，数カ月にわたって遷延することが，オピオイドやアルコール依存者の生理的指標・脳内アミン動態の遷延性変化などから

指摘されている。遷延性離脱症状（protracted withdrawal）に含まれる症候としては，不安，不眠，緊張，無気力，集中困難，現実感喪失のほか，振戦，頭痛，筋肉痛，知覚過敏などがあげられる。遷延性離脱症状の臨床上の問題点は，それが退薬によって生じる可逆変化に基づくものか，ほかの様々な器質的・心理的要因によるものか（栄養障害その他の器質性脳障害，生活上のストレスなど），その区別が容易でない点であろう。

このように遷延性離脱症状の成因とメカニズムに関しては，まだ十分に解明されているとはいいがたいが，臨床上重要と思われる点は，離脱後にみられるこうした遷延性症候が，再発（再摂取）の要因として働く可能性が高いことであり，離脱後の向精神薬療法の必要性の余地が残されている。

(6) 依存症候群

依存症候群は，物質依存の中核をなす概念であり，それは，主観的（認知的），行動的，身体的症候の群（cluster）としてとらえることができる。また，前述したように依存症候群の診断にあたっては，操作的な境界設定がなされており，ICD-10，DSM-IVともよく似た診断基準が示されており，いずれも過去12カ月のある時期に6－7項目のうち3項目以上を満たすという条件になっている。双方に共通して取り上げられている項目は，以下の5項目である。

(1) 離脱症状の出現と，それを避ける目的での物質使用
(2) 耐性の上昇
(3) 物質使用のため，ほかの重要な生活が犠牲になっていること
(4) 物質使用とその回復に多くの時間を費やしていること
(5) 明らかに有害な結果が生じているにもかかわらず，物質使用を続けていること

(7) 精神病性障害

物質の使用中あるいは中止後に生じる幻覚妄想状態，精神運動興奮，昏迷などの精神病性障害が含まれる。アルコール幻覚症，アルコール嫉妬妄想，アンフェタミン精神病，コカイン精神病，大麻精神病などが代表的なものである。有機溶剤やフェンシクリジンの使用に引き続いて生ずる精神病性障害もこの中に含まれる。急性中毒に比し意識障害の程度が軽く，経過も長くなるものが多い。そのほか，うつ病・躁病性病像を呈するものもある。

(8) 健忘症候群

健忘症候群では，短期記憶が顕著に障害され，ときに長期記憶の障害も加わるが，即時記憶はよく保たれる。出来事を時間経過に沿って順序立てることがむずかしく，新たな学習が困難となる。つくり話が目立つこともあるが，必須条件ではない。意識障害はなく，痴呆に比べ他の認知機能は比較的よく保たれている。

通常，アルコール，まれに睡眠薬大量使用によって生じることがあり，従来，Korsakoff精神病（あるいは症候群）と呼ばれていたものが該当する。Wernicke脳症に引き続いて起こることが多く，多発性神経炎を合併しやすい。サイアミン（ビタミンB1）欠乏が関与し

ている。

(9) 残遺性・遅発性の精神病性障害

　精神作用物質の影響が想定される機関を越えて出現ないし持続する障害で，フラッシュバックや痴呆が含まれる。

　(1) フラッシュバック：フラッシュバックは，挿間性に短時間，薬物使用中の体験と同様の体験（幻覚や時間感覚の変容）暗所に入ったときや就寝前に反復されるものである。通常，幻覚剤や大麻の使用後にみられ，その際の情動反応として困惑やパニック反応が見られる。

　(2) 痴呆：物質依存に伴う痴呆は，その成因が多因子的なので，脳梗塞や慢性硬膜下血腫，サイアミン，ニコチン酸などの栄養障害に基づくKorsakoff症候群やペラグラ脳症など，他の器質性脳障害を十分鑑別する必要がある。また，比較的軽度の痴呆（痴呆様症状）は，必ずしも不可逆的なものではなく，精神作用物質を断ち長期の経過の後に改善がみられることがある。

(10) 関連身体・社会障害

　前述した精神障害以外に，物質依存においては，生活のリズムや食生活，仕事，対人関係など基本的な生活パターンに乱れが生じてくるので，社会生活面や身体面にも障害が認められる。

a) 関連身体障害

　急性中毒に伴う呼吸循環不全や頭部外傷など，物質依存は，救急医療の対象となりやすい。また，食生活その他のライフスタイルの乱れから，低栄養状態，電解質異常，そのほか様々な身体合併症（肝障害，胃・十二指腸潰瘍，膵炎，糖尿病，貧血，心電図異常，多発神経炎，HV・HIV感染など）が認められるので，治療開始時に身体面の十分な診察と評価が不可欠である。

b) 関連社会障害

　物質依存が続くと，当然のこととして期待される社会的行動を適切に遂行できなくなり，その結果，本人はもちろん，周囲で生活している家族や職場の同僚，更に一般市民に対しても有害な影響を及ぼすようになる。最も直接的な影響を被るのは，配偶者や子供，両親など毎日生活をともにしている家族であろう。家族は，いやが応でも情緒的・経済的問題など様々な苦難に追い込まれる。家族間の相互的な交流が失われ，本人に対する不信感や敵意，無関心，あるいは，逆に抱え込みや過保護といった行動パターンが繰り返されるようになる。その結果，別居，子供の情緒発達障害，不登校，非行などが生じてくることにもなる。最近では，依存者本人の回復だけでなく，配偶者や子供の回復を大切な治療のターゲットと考えるようになっている。

　その他の社会障害としては，不出勤や不就労など仕事上の問題，経済的困窮，住居問題，事故，犯罪などがあげられる。特に，アンフェタミン，コカイン，ヘロインなどの不法薬物は，所持や使用自体が法に反することであり，また，入手の過程で様々な犯罪行為が随伴す

る。

文　献

1) American Psychiatric Association : Quick Reference to the Diagnostic Criteria from DSM-IV. American Psychiatric Association, Washington, DC, 1994.（高橋三郎ほか（訳）： DSM-IV 精神疾患の分類と診断の手引，医学書院，1995.）
2) Edwards G, et al : Alcohol-Related Disabilities（WHO Offset Publication No. 32）. World Health Organization,Geneva, 1977.
3) 洲脇　寛：薬物・アルコール関連用語に関する WHO 専門部会の勧告．臨床精神医学 12：641-646, 1983.
4) 洲脇　寛，宮武良輔：嗜癖精神医学の新たな展開．精神経誌　100：976-981, 1998.
5) World Health Organization : The ICD-10 Classification of Mental and Behavioural Disorders : Clinical Descriptions and Diagnosis Guidelines. World Health Organization, Geneva, 1992.（融　道男ほか（監訳）：ICD-10 精神および行動の障害―臨床記述と診断ガイドライン―，医学書院，1993.）

初出，洲脇寛：物質関連精神障害―概論―．別冊日本臨牀，領域別症候群シリーズ No.40, 精神医学症候群Ⅲ―器質・症状性精神障害など―．日本臨牀社，2003. 389-393 頁に加筆．

3. 脳科学とスピリチュアリティ―物質依存への両極からのアプローチ

　御存知のように，最近の脳科学の進歩は目を見張るものがあり，精神活動（高次脳機能）の物質的基盤の解明に向けて様々な挑戦がなされている。この点，ヒトの生活と等身大とも言える臨床精神医学，あるいは心理社会的アプローチの歩調は，大変ゆっくりしたものである。しかし，それだけに後者は時代を超えて永続性があるとも言える。精神医学におけるこうした2つの方向からのアプローチは，今後どのような形で統合されていくのであろうか。とりわけ，"こころ"とか"たましい"と呼ばれるヒトの最高次の精神機能については気になるところである。

(1) 精神依存をめぐって

　この問題に格好な知見を提供してくれると期待される領域が，物質依存症の中核的な病態である精神依存をめぐる研究と治療である。即ち，精神依存の脳内メカニズムに関する研究は，脳内報酬系をめぐって活発な研究が展開されており，いっぽう精神依存に対する治療的アプローチとしては，依然としてAA，断酒会，内観療法などスピリチュアルな側面に焦点をあてた治療が主流を占めている。そこで，ここでは，まず精神依存概念についての議論の歴史をふり返り，次いで脳内報酬系に関する最近の知見を概観し，最後にスピリチュアリティの問題をめぐって，精神医学的視点から考察を加えてみたい。

　依存（dependence）という用語がscientific termとしてWHO専門部会から推奨される以前には，嗜癖（addiction）がSuchtやtoxicomaniaなどとともに使用されていた。当時嗜癖という用語には，習慣（habituation）と依存の2つの概念が区別されないまま混在しており，また嗜癖者（addict）という用語には，どこか蔑視的なニュアンスがただよっていて，麻薬やアルコールに耽溺し，それ以外のことを顧みない社会的落伍者，常習者などといった意味合いもこめられていたようである。

　こうした状況の中から，1977年WHO専門部会により，依存あるいは依存症候群が，習慣や乱用から区別する科学的用語として提唱され，現在ICD-10やDSM-Ⅳの診断ガイドラインでも，ほぼこの概念規定が踏襲されている。また，依存は，一般に身体依存と精神依存に分けられ，身体依存は，離脱症状や耐性獲得などから具体的に規定しやすいが，ヒトにおける精神依存は，ギャンブル癖やbulimiaなど依存物質を対象としない嗜癖行動障害との間に質的差異を見出すことが難しい。むしろ，最近では，それらの間で脳内報酬系に共通したメカニズムが想定されるようにもなっている。こうした精神依存をめぐる議論で，私自身の脳裏に強く焼き付いている出来事は，1980年，ワシントンDCで開かれたWHO薬物・アルコール関連問題ワーキンググループで戦わされた，精神依存をめぐるホットな議論である[10, 11]。結局，薬物・アルコール依存にみられる精神依存と，アップルパイをむさぼる婦人の心理（bulimia）やギャンブル癖との間に質的な差異を見出すことができず，物質依存に限定した臨床概念として精神依存を積極的に提示することができなかった。今，こうして当時の議論を振り返り，その後の脳内報酬系の提示などを照らし合わせてみると，ワシント

ン会議でのこうした結論は，妥当なものであったような気もする。

　また，WHOで依存の臨床概念をまとめあげた中心人物Griffith Edwards自身も依存概念の重要性を強調しながらも，習慣から依存への境界は連続している（continuum）と述べている[2]。いずれにしても，精神依存に関しては，習慣，乱用（abuse）との境界は，明瞭なものではなく，いっぽう，アメリカ精神医学がDSM-Ⅲの中でWHO専門部会が科学的用語として不適切と考え捨て去ろうとした乱用を大胆に採用した経緯も重なり，従来の物質依存・乱用と依存物質を対象としない嗜癖行動障害を包含する用語として，再び嗜癖という用語が再登場し頻用されるようになった。

　ところで現在ICD-10，DSM-Ⅳで採用されている物質依存（あるいは依存症候群）の診断基準は，いずれもEdwardsらのWHO専門委員会が提唱したアルコール依存症候群の臨床概念をプロトタイプとしたものである。すなわち物質依存の診断に当たっては，依存症候群を構成する3つの領域，①行動の変化，②精神面の変化，③身体面の変化を注意深く評価することによって行われる。また前述したように依存症候群は，all or noneの病態ではなく，正常から連続的に移行していると考えられるので，その境界は，必ずしも明確なものではない[2]。そのため，現在国際的に汎用されている疾病分類ICD-10やDSM-Ⅳでは，主要な依存症状6〜7個のうち3個以上を認めた場合に依存とするといった操作的診断によって，その境界を設定している。なおICD-10の依存症候群に挙げられている6項目のうち，第3，第4の2項目は身体依存，他の4項目は精神および行動面に現れる精神依存を中心としたものである（表1-1-2参照，p.3）。

(2) 脳内報酬系 [6, 7, 9, 16]

　依存性物質のほとんどは脳内の内因性神経伝達物質の受容体に作用し，行動薬理学的評価などにより，それぞれの脳内特異的作用部位が同定されている。依存物質はそれぞれ異なった作用をもつが，同時に共通した脳内報酬系を形成していることが明らかになっている。この脳内報酬系は，腹側被蓋野のA10細胞に起始し，側坐核，前頭皮質などに投射している中脳辺縁系ドーパミン神経路が中心になり，さらにこれらの領域に存在するGABA神経系，グルタミン酸神経系などにより形成されている（図1-3-1）。

　アルコールは腹側被蓋野や側坐核でのドーパミンの放出に関与している，アルコール嗜好性マウスにおけるドーパミン活性の低下がアルコール摂取量の増加をもたらし，ドーパミンレベルの増加により正常化する。アルコール嗜好性ラットは腹側被蓋野へのエタノール自己投与を行うが，これはエタノール摂取への強化作用に対する遺伝的過感受性，特に脳内D2受容体の選択的減少が関与していると考えられている。

　モルフィンは，腹側被蓋野におけるμオピオイド受容体を介してGABA神経系を抑制し，ドーパミン神経の興奮を増強させ，その結果，側坐核でのドーパミンの放出が増加する。ニコチンは腹側被蓋野のドーパミン細胞を直接刺激し，側坐核のドーパミン放出を増加させる。コカインの報酬効果は，側坐核でのドーパミン再取り込み阻害作用によって引き起こされ，アンフェタミンも側坐核のドーパミンレベルを上昇させ，逆にドーパミンアンタゴニストにより報酬効果は抑制される。

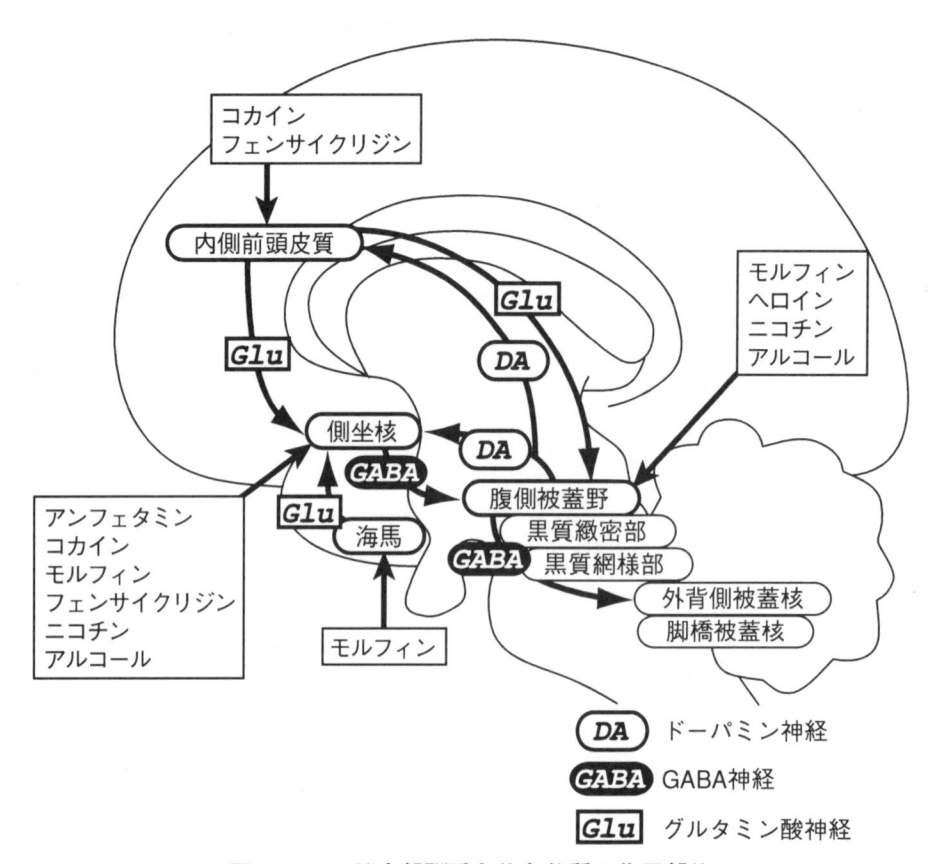

図1-3-1　脳内報酬系と依存物質の作用部位

　このように，依存物質は中脳皮質辺縁系ドーパミン神経路を形成する腹側被蓋野，側坐核，前頭葉皮質のいずれかの部位に作用し，側坐核のドーパミンレベルを上昇させる。
　以上述べてきた依存物質の脳内報酬系への効果は，依存物質の急性効果（快体験）を積極的に求めるようになるといった類のいわば正の強化によるものであり，これまでの脳内報酬系をめぐる多くの知見は，正の強化に関するものである。しかし，生体には，こうした正の強化以外に，不安，ストレス，抑うつなど何らかの不快な感覚（あるいは感情）をとり除くために依存性物質が使用されるといった類の負の強化（negative reinforcement）がある。
　Koobらは，こうした負の強化をひき起こす脳内メカニズムとして，脳内報酬系に関与している神経伝達物質の不快な（disphoric）方向への変化を指摘している[7]。すなわち，依存物質の反復摂取を中断し，血中濃度が低下すると，ドーパミン，オピオイド，GABAなどの細胞外濃度も低下し，生体は相対的にdisphoricな方向に傾き，negative affective stateを呈する。その結果，こうしたnegative affective stateを除去しようとする反応や行動が生体に惹起され，依存物質の反復摂取やそれに替わる嗜癖行動へつながっていく。Koobらが指摘するように，こうした負の強化をめぐる脳内機序の解明は，物質依存の易再燃性や離脱後情動障害についての理解は勿論のこと，依存そのものの解明に向けても重要と思われる。

(3) スピリチュアリティ

　20世紀のアルコール症医療に最大の光明をもたらした出来事としてAAの誕生と発展が挙げられる[13]。そこでは，当時アルコール依存症の治療に十分な成果の得られなかった生物学的治療や精神分析療法に代わってスピリチュアリティを真正面からとりあげ，自助グループの中で回復への道を切り開いていく方法が提示され，その後の各種の自助グループの発展の先がけとなった。ただスピリチュアリティのとらえ方は，国や民族によってかなり異なっており，わが国の断酒会が，AAをモデルとしながらも12ステップ中の"神"という表現を除いたため，それに付随する多くのスピリチュアルな部分を除いてしまったという経緯もある。また，健康概念の中にスピリチュアルな部分を規定するに当たっては，多くの人々が共通認識として共有できるスピリチュアリティ概念——特に宗教との距離，科学や自然との調和などが問題になってくると思われる。

　また，これまで精神医学領域からも，スピリチュアリティに関連した数多くの提言がなされており，Jung, C. G.が，AAの創始者の1人Bill, W.に宛てた手紙もその1つである[8]。その中で，Jungは，アルコール依存症からの回復には，スピリチュアリティに目覚めることが，いかに大切であるかを指摘している。また，いっぽうで，Jungはスピリチュアルな洞察を誤解を招かない言葉で表現することは大変難しいことにも触れている。

　いっぽう，我が国で誕生した内観療法（浄土真宗の身調べの流れをひく）が，アルコール依存症の治療にも利用されている[12]。そこでは，小我にふり回されず，大我（真我）につくこと，あるいは，多くの人々によって，さらに宇宙の慈悲の中で自分が生かされているといったスピリチュアルな認知など，他の精神療法に比べ，spiritual growthに力点がおかれれている。

　また，我が国でも「死と愛」，「夜と霧」などの訳書でよく知られているFrankl, V. E.は，ナチスの強制収容所での体験を通して，独自の実存分析，ロゴテラピーをうち立てた精神科医である[4,5]。Franklは，強制収容所での人間の限界状況の中でも，なおエスに支配されずスピリチュアルなこころを貫いて生きる人々を目撃し，いかなる状況にあっても「自由性」と「責任性」を備えたスピリチュアルな存在として生き抜く大切さを指摘している（体験価値，態度価値）。

　世界的に知られ，すでに教科書的なスタンダードとも言えるErikson, E. H.の心理社会的発達理論——特に，青年期以後に遭遇する課題と危機（intimacy vs isolation, generativity vs self-absorption, integrity vs despair）には，単にpsycho-socialというよりも，psycho-spiritualあるいはsocio-spiritualな課題が提示されているように思われる。Freud, S.のpsycho-sexualな発達理論に比べ，Eriksonのそれには，成人して後も，いかにspiritual growthが大切な課題であるかが示されている。

　一方，脳科学の側面からスピリチュアリティを眺めると，それは人間の精神活動の中で最も高次の活動として位置づけることができ，こうした高次精神機能についても，皮質連合野にその主座を求め，システム的アプローチが開始されている。しかし，脳の構造や機能を解明するといった物質科学からのアプローチでは，スピリチュアリティの生起している場——すなわち，脳内の物質的なメカニズムやプロセスは解明できても，我々が行動する上で具体

的な指針となるようなスピリチュアリティそのものを与えてくれるといった類のものではなかろう。

おわりに

　以上，物質依存の中核的な病態，即ち精神依存をめぐる脳科学的研究による脳内報酬系についての知見，および AA，断酒会に代表される治療的アプローチの中核概念——スピリチュアリティについて概観した．スピリチュアリティの獲得には，依然として人間と等身大の臨床的，精神療法的，社会心理的なアプローチによるしかないようにも思われる．

　いずれにしても，現在物質依存の研究・治療の領域では，高次精神機能についての理解をめぐって，脳科学とスピリチュアリティという対極からのアプローチが展開されており，今後双方のアプローチがお互いを補い合い，治療や予防効果を高めることにつながればこの上ない．

文　　献

1) American Psychiatric Association : Diagnostic and statistical manual of mental disorders : DSM-IV 4th ed., American Psychiatric Association, Washington, DC, 1994
2) Edwards, G. : The Alcohol Dependence Syndrome : usefullness of the idea. Alcoholism, new knowledge and new responses（ed. by Edwards, G., Grant, M.），Croom Helm, London, p. 136-156, 1977
3) Erikson, E. H. : Identity and the life cycle. International University Press, New York, 1959（小此木啓吾訳：自我同一性．誠信書房，東京，1973）
4) Frankl, V. E. : Ein Psychologie erlebt das Konzentrationslager. Verlag für Jugend und Volk, Wien, 1947（霜山徳爾訳：夜と霧．みすず書房，1956）
5) Frankl, V. E. : Aerztliche Seelsorge, 6 Aufl.. Franz Deuticke, Wien, 1952（霜山徳爾訳：死と愛．みすず書房，東京，1957）
6) Koob, G. F., Nestler, F. J. : The neurobiology of drug addiction. J. Neuropsychiat Clin Neurosci, 9; 482-497, 1997
7) Koob, G. F., Roberts, A. J., Schulteis, G. et al. : Neurocircuitry targets in reward and dependence. Principles of addiction medicine 2nd ed.（ed. by Graham, A. W., Schultz, T.K.），American Society of Addiction Medicine, Chevy Chase, p. 73-82, 1998
8) Leach, B., Norris, J. L. : Factors in the development of Alcoholics Anonymous（A. A.）．The biology of alcoholism vol. 5 — Treatment and rehabilitation of the chronic alcoholic（ed. by Kissin, B., Begleiter, H.），Plenum Press, New York, p. 441-543, 1977
9) 村松太郎：アルコール症のDNA研究．アルコール臨床研究のフロントライン（樋口進編），厚健出版，東京，p. 221-271, 1996
10) 洲脇　寛：WHO薬物およびアルコール関連問題に関するワーキンググループ，1980年ワシントン会議報告．アルコール研究と薬物依存，16; 104-109, 1981
11) 洲脇　寛：薬物・アルコール関連用語に関するWHO専門部会の勧告．臨床精神医学，

12 ; 641-646, 1983
12) 洲脇　寛：内観療法．精神科治療の発見（大原健士郎，渡辺昌祐編），星和書店，東京，p. 31-44, 1988
13) 洲脇　寛：自助グループの役割．現代のエスプリ303，アルコール依存症，回復と社会復帰（榎本　稔編），至文堂，東京，p. 199-210, 1992
14) 洲脇　寛：嗜癖精神医学の展開—心因論と器質論の対話．精神医学，39 ; 794-795, 1997
15) 洲脇　寛，宮武良輔：嗜癖精神医学の新たな展開．精神経誌，100 ; 976-981, 1998
16) 洲脇　寛，宮武良輔：依存症の脳科学．臨床科学，35 ; 232-237, 1999
17) World Health Organization : The ICD-10 classfication of mental and behavioural disorders : clinical descriptions and diagnostic guidelines. World Health Organization, Geneva, 1992 （融　道男，中根允文，小宮山　実監訳：ICD-10 精神および行動の障害—臨床記述と診断ガイドライン—医学書院，東京，1993）

初出，洲脇寛：物質依存への両極からのアプローチ—脳科学とスピリチュアリティ—．精神経誌，103（12）；1055-1060, 2001. に加筆．

4. 嗜癖行動障害の臨床概念

　最近の精神科受診患者——特に外来受診患者の場合は，不安・抑うつそのものに関連した精神・身体症状，あるいは精神病症状以上に，食行動や多重債務，ギャンブル癖など生活の様々な局面における障害を主訴として訪れる人々が増加している。また，不安や抑うつ症状も，こうした生活行動障害に随伴して生じている例が少なくない。さらに，自傷行為や幼児への虐待など自他への攻撃行動も嗜癖化しやすく，社会的にも由々しき問題となっている。

　しかし，これまで私ども精神科医は，統合失調症や躁うつ病といった精神病圏の障害，アルツハイマー型痴呆に代表される器質性精神障害，あるいは神経症圏の障害などについての疾病論や治療的枠組みについては，それなりの議論を続けてきたが，嗜癖行動障害という枠組みでとらえた概念についての論議は，一部の関心ある人々に限られたものであった。ここでは，嗜癖行動障害（Addictive Behavior Disorders）の臨床概念と治療・予防について，アルコール・薬物依存症概念の歴史的な変遷を踏まえながら言及してみたい。

(1) 嗜癖行動障害の臨床概念
a) 嗜癖と依存——用語概念の時代的変遷（表1-4-1）

　前述したように（p.12）依存という用語が1977年 Griffith Edwards らの WHO 専門部会から科学的用語として推奨される以前には，嗜癖という用語が中毒・乱用・依存などと十分に区別されないまま使用されていた。当時は，まだこれらの用語が，後に ICD-10（表1-4-2）[13]や DSM-Ⅳ[1]の診断クライテリアに採用されるに至った依存概念と区別されないまま使用されていたわけである。また，依存は，一般に身体依存（表1-4-2の項目 c, d が該当）と精神依存（表1-4-2の a, b, e, f, が該当）に分けられ，身体依存は，離脱症状や耐性の獲得などから具体的に規定しやすいが，ヒトにおける精神依存は，ギャンブル癖や過食症など依存物質を対象としない嗜癖行動との間に質的差異を見出すことが難しい（p.12参照）。

　いっぽう，身体依存についても，身体という用語の中には様々な臓器が含まれており，また，癌患者の疼痛緩和に用いられるオピオイドが連用された際，耐性が上昇し，中止すると

表1-4-1　アルコール・薬物関連用語の時代的変遷

1. 学術用語として未成熟な時代
   中毒，嗜癖，乱用，依存などの用語が，科学的に区別されないまま使用されていた。
2. アルコール依存（症候群）概念の抽出
   アルコール依存とアルコール関連障害
   （Edwards, G. ら WHO グループ，1977）[2,3]
3. 依存（乱用）物質の拡大——有機溶剤，タバコ，嗜好品など
   物質（Substance）依存用語の登場（DSM-Ⅲ，1980）
4. 依存概念の拡大（行動そのものに対する依存——行動嗜癖，1990〜）
   嗜癖行動障害（過食症，虐待など）の包含
   嗜癖（Addiction）用語の復活（Addiction Medicine・Psychiatry など）

表1-4-2 依存症候群の診断ガイドライン（ICD-10，1992[13]）を加筆縮小）

依存の確定診断は，通常過去1年間のある期間，次の項目のうち3つ以上がともに存在した場合にのみくだすべきである。
a）物質を摂取したいという強い欲望あるいは強迫感。
b）物質使用の開始，終了，あるいは使用量に関して，その物質摂取行動を統制することが困難。
c）物質使用を中止もしくは減量したときの生理学的離脱症状。
d）はじめはより少量で得られたその精神作用物質の効果を得るために，使用量をふやさなければならないような耐性の証拠。
e）精神作用物質使用のために，それにかわる楽しみや興味を次第に無視するようになり，その物質を摂取せざるをえない時間や，その効果からの回復に要する時間が延長する。
f）明らかに有害な結果が起きているにもかかわらず，いぜんとして物質を使用する。

離脱症状が出現するが，本人が自らオピオイドを追い求める行動を起こさない場合は依存といえず，依存という臨床概念にとっては，精神依存のほうが重要なわけである。そうした経緯から身体依存という用語も神経適応（neuro-adaptation）という用語に置きかえることが提唱された。結局，依存あるいは依存症候群としての規定はなされたが，身体依存，精神依存に2分けした規定は提出できなかった。

また，Edwards自身，依存概念の重要性を強調する中で，習慣から依存への境界は連続的である（continuum）と述べており[2]，習慣や乱用と依存との境界は明瞭なものではない。いっぽうアメリカ精神医学会では，WHO専門部会が科学用語として不適切だとして捨て去ろうとした乱用（abuse）をDSM-Ⅲの中に採用した経緯があったり，さらには依存物質を対象としない嗜癖行動障害が注目されるようになったことから，それらを包含する用語として，再び嗜癖という用語が頻用されるようになった。従って，嗜癖という用語は，科学的用語として厳密に概念規定が検討され提示された用語ではなく，人の依存的，あるいは嗜癖的行動を広く包含する用語として，自然に定着していったものである。この点，厳密な科学的用語としての概念規定にこだわった依存とは対照的であり，嗜癖に包含される概念は，ほぼ精神依存に該当すると考えられる。

b）嗜癖行動障害の診断基準（案）

それでは，どのような障害が嗜癖行動障害に該当するのか，それを規定する具体的な条件として参考となるのは，前述したICD-10診断ガイドライン（表1-4-2）である。その中で，2つの身体依存に関する項目を除く，4つの精神依存の項目が該当すると考えられ，これら4項目中の物質という用語を行動に置きかえて表現すると表1-4-3のようになる。つまり物質への精神依存ではなく，行動そのものへの依存（行動嗜癖 behavioral addiction）ということになる。

c）嗜癖行動障害の種類

Marks, I.は，嗜癖行動障害に含まれる行動障害の種類として，強迫性障害（OCD），ギャンブル癖，乱買癖，過食症，過剰な性行動（hyper-sexuality：性関係，性交渉など性行動そのものの過剰なタイプと，窃視症，露出症，フェティシズムなど変質的な性行動のタイプ），抜毛癖，チック，トゥレット症候群，窃盗（万引き）癖を挙げている[7]。これらのうち，強

表1-4-3 嗜癖行動障害の診断基準（案）

1. ある種の行動（多くは非適応的，非建設的な行動）を行わずにはおれない抑え難い欲求あるいは衝動（craving）。
2. その行動を開始し終了するまで，他の事柄は目に入らず，みずからの衝動をコントロールできない（impairment of control）。
3. その行動のために，それに代わる（適応的，建設的な）楽しみや興味を無視するようになり，当該行動にかかわる時間や，当該行動からの回復（行動をやめること）に時間がかかる。
4. 明らかに有害な結果が生じているにもかかわらず，その行動を続ける。

迫性障害については，これまでに不安やパーソナリティとの関連で論じられてきた長い歴史があり，それなりの成果を挙げてきているカテゴリーなので，あえて嗜癖行動障害に含める必要がないように思われる。また抜毛癖，チック，トゥレット症候群など児童思春期にみられる比較的単純な反復行動も，嗜癖行動障害には含めず，別項で扱ったほうがよさそうである。

このような強迫性障害やチックを，嗜癖行動障害に加えないほうがよいと考える積極的な理由は，これらの行動が，不安や緊張に並行して，あるいは不安や緊張とともに増強するのに対して，嗜癖行動は，行動することによってたとえ一時的であれ，内的衝動を解消するといった側面を備えている点である。

また，その他の問題行動の中で，著者自身が嗜癖行動障害に位置づけたほうがよいと考える障害は，手首切傷などの自傷行為や幼児・配偶者・老人などへの虐待など反復される自他への破壊的・暴力的行動である（表1-4-4）。こうした行動によってもたらされる心理面の報酬効果は，内的な攻撃衝動の解消（行動化，即ち攻撃行動そのものであるが）であり，それらは嗜癖化しやすく，脳内報酬系の作用機序についても Koob, G.F. らの唱える"負の強化"に近い機序が働いている可能性がある（後述，p.22）[6]。

d）DSM-IV，ICD-10における嗜癖行動障害の位置づけ

ところで，嗜癖行動障害に近い概念として，アメリカ精神医学会では，DSM-Ⅲにはまだ示されていなかったが，DSM-Ⅳになって"Impulse Control Disorders（衝動制御障害）"が提示されている[1]。もっとも，この概念は，すでに1838年 Esquirol, E. が，自分の中の抗し難い衝動にかられて行われる行動に対し"Monomania（偏執狂）"という概念を提示しており，その中にアルコール症（Alcoholism）と並んで，放火癖，盗癖，衝動殺人などを含めている[4,8]。DSM-Ⅳの衝動制御障害も，他者や自分に有害な効果をもたらすにもかかわらず，抗し難い内的衝動をコントロールできない点を中核概念としており，また，行動に移る直前には強い緊張感と hyperarousal な感覚を伴い，行為遂行後には愉悦感がもたらされると述べている。この点は，アルコール依存症の craving の時期に dysphoric な感情状態となり，飲酒することによって high で euphoric な感情状態がもたらされるのと類似している。このように嗜癖行動障害と衝動制御障害は，重複した部分の多い概念であるが，嗜癖行動障害は，Edwards らの提示した依存症モデルの中で述べられているように，正常との連続性を十分に踏まえておきたいと著者は考えている[2]。従って，パーソナリティ偏倚など精神病理性が高く，限定された人々にしか生じない，露出症，フェティシズムなどは，嗜癖行動障害に含め

表1-4-4　嗜癖行動障害の種類

1. 過食症，過食を伴う神経性無食欲症
2. ギャンブル癖
3. 乱買癖
4. 窃盗・万引癖
5. 過剰な性行動
　　性関係・性交渉の過剰
6. 手首切傷
7. 虐待（幼児，配偶者，老人など）

ないか，あるいは，特殊な型として位置づけておいた方がよいのではないかと考えている（表1-4-4）。

　この点では，嗜癖行動障害も，"Continuum Common Mental Disorders (CCMD)"に包含される臨床概念でもある[11]。即ち，ギャンブル癖や収集癖も娯楽面の生活行動として位置づけられ，自らの経済能力の範囲でコントロールされていれば障害としてとりあげる必要はなく，やはり正常から連続した病態としてとらえられる。また，現代の社会状況の中で多くの人々が嗜癖行動障害に陥っていくプロセスを理解し，治療や予防を展開していく上にも，こうした連続性を土台とした視点が欠かせないことのように思われる。

　なお，ICD-10においては，どの項目にも分類できない行動の障害として，"F63，習慣および衝動の障害 (Habit and Impulse Disorders)"が設けられており，その中に病的賭博，病的放火（放火癖），病的窃盗（窃盗癖），抜毛症（抜毛癖）を含めている[13]。ICD-10では，アルコール・薬物の常習的な過剰摂取，性的行動，食行動にまつわる衝動と習慣の障害は，慣例として（by convention）F63からは除外すると述べており，F63は，伝統的な診断カテゴリーに当てはまらない付加的な項目として位置づけられている。

(2) 嗜癖行動障害の背景と成り立ち

a) 心理社会的側面

　まず，心理社会的な背景についてであるが，今日的な社会状況を象徴する言葉の一つとして，"切れる"という言葉がある。この言葉に含まれる心理・行動的な意味合いとしては，こころの中に生じる欲求不満，特に攻撃的・破壊的な気持ちを内面にとどめておくことができず，何らかの行動に移すことであろう。その際選択される行動としては，言語的な手段やスポーツを通しての発散など適応的な行動もある。飲酒，過食，乱買，あるいは自傷，虐待などの自他への攻撃行動は，嗜癖行動障害に進展しやすい行動と思われる。

　さらには，"ひきこもり"についても，自尊心の傷つく場面からの退避あるいは撤退行動を選択していると解される症例もあり，退避行動を選択するといった視点もあるが，こうした退避行動を嗜癖行動に含めるか否かについては異論のあるところかも知れない。また，今日では，人と人とのコミュニケーションが，インターネットやメールを通して自室に居ながらにして行える時代となり，直接"face to face"で行う必要性がなくなった。そのため，自己の内部の未分化な自我（欲動）が，現実的な対人的社会的接触という篩を通さず，特定さ

れない他者と全人的な理解に立脚しないまま，欲動がそのまま行動に移され，破壊的，自己中心的な行動に結びつきやすいようにも思われる。

b）生物学的側面―脳内報酬系と負の強化

依存物質のほとんどは，脳内の内因性神経伝達物質の受容体に作用し，それぞれ特異的な作用部位が同定されている。また，依存物質はそれぞれ異なった作用を持っているが，同時に共通した脳内報酬系を形成していることが明らかになっている。この脳内報酬系は，腹側被蓋野のA-10細胞に始まって，側坐核，前頭皮質などに投射している中脳辺縁系ドパミン神経路が中心となり，さらにこれらの領域のGABA神経系，グルタミン酸神経系などによって形成されている。

ギャンブル癖や性行動も，急性効果として細胞外ドパミン濃度を上昇させ，報酬系が活性化される。摂食行動についても，セロトニンやオピオイド系を介した報酬系への関与が指摘されている[5]。いっぽう，Koobらは負の強化（negative reinforcement）をひき起こす脳内メカニズムとして，依存物質を連用すると離脱期には脳内報酬系におけるドパミンの細胞外濃度が相対的に低下し，生体は不快な方向に変化するので，そうした不快な感情状態からの解放を求めてさらに依存性物質が使用されることを指摘している[6]。嗜癖行動も相対的にネガティブな感情状態からの脱出行動とみなすことができるので，こうした負の強化に近いメカニズムが働いている可能性が考えられる。

(3)嗜癖行動障害の治療と予防

a）嗜癖行動障害の治療

嗜癖行動障害の治療に関しては，欧米では1970年代にすでにこうした障害が注目されていたので，治療方法も他の領域（例えば，アルコール・薬物依存）の治療法の変遷と似通っている[9]。即ち，はじめ精神分析的な理解と技法に始まって，行動療法・認知行動療法が導入され，さらに夫婦（カップル）療法や家族療法などシステム論的な方法が導入されている。そして，最近ではGamblers Anonymous（Alcoholics Anonymousをモデルとしたもの）などの自助グループや当事者間でのグループワークを中心とした方法が注目を集めている。

また，こうした嗜癖行動障害の治療に必要とされる共通項として，①それらの治療技法が，対人関係その他の生活行動を含めて，生活全般の改善を目指すことができ，②新たな生きる意味・目的を発見し，生活行動そのものを変えることができることの2点が大切な眼目と思われる。

b）嗜癖行動障害の予防・早期介入

最後に，嗜癖行動障害の予防と早期介入についてであるが，基本的には2つの方向性が必要であろう。1つは，青少年などに対して健康的な遊び，スポーツ，芸術活動などへの関心を育てることであり，もう1つは，人間がいっぽうで嗜癖的な行動に陥りやすい習性を潜在的に備えていることを認識し，それを未然に予防していく方策を考えておくことと思われる。また，そうした活動には，基本的な人間関係の持ち方を育成していくプロセスが含まれる必要があろう。地域社会の中でこうした活動の展開に当たっては，関連機関の連係や相談支援活動，さらには若者への安定した職業や技術の提供，虐待や家庭内暴力を規制する法的措置，

相談員の育成なども必要と思われる。

文　献

1) American Psychiatric Association : Quick Reference to the Diagnostic Criteria from DSM-IV. APA, Washington D. C., 1994.（高橋三郎他訳：DSM-IV 精神疾患の分類と診断の手引．医学書院，東京，1995）
2) Edwards, G. : The Alcohol Dependence Syndrome : Usefulness of an Idea. In "Alcoholism — New Knowledge and New Responses" edited by Edwards, G. and Grant, M. Croom Helm, London, p. 133-156, 1977
3) Edwards G, et al : Alcohol-related Disabilities（WHO Offset Publication No.32）, WHO, Geneva, 1977
4) Esquirol, E. : Des Maladies Mentales. Bailliere, Paris, 1838
5) Gold, M.S., Johnson, G.R., Stennie, K. : Eating disorders. Substance abuse, A Comprehensive Textbook（ed. by Lowinson, J. H., et al.）, Williams & Wilkins, Baltimore, p. 319-330, 1977
6) Koob, G. F., Roberts, A. J., Schulteis, G., et al. : Neurocicuitry targets in reward and dependence. Principles of Addiction Medicine 2nd ed.（ed. by Graham, A. W., Schults T. K.）, American Society of Addiction Medicine, Chevy Chase, p. 73-82, 1998
7) Marks, I. : Behavioural（non-chemical）addictions. British Journal of Addiction, 85 ; 1389-1394, 1990
8) McElroy, S. L., Soutullo, C. A., Goldsmith, R. J., et al. : Co-occuring addictive and other impulse control disorders. Principles of Addiction Medicine, 3rd. ed.（ed. by Graham, A. W. et al.）American Society of Addiction Medicine, Chevy Chase, p. 1347-1358, 2003
9) 小田　晋：ギャンブルの行動学・人間学に向けて．アルコール依存とアディクション，13（2）；90-97, 1996
10) 洲脇　寛：WHOの薬物およびアルコール関連問題に関するワーキンググループ1980年ワシントン会議報告．アルコール研究と薬物依存，16；104-109, 1981
11) 洲脇　寛：Common Mental Disorders（CMD）概念の検討と Continuum CMD（CCMD）の提唱．精神経誌，105（10）；1227-1233, 2003
12) 洲脇　寛：物質（薬物・アルコール）依存と嗜癖行動障害，こころの科学，111；63-66, 2003
13) World Health Organization : The ICD-10 Classification of Mental and Behavioural Disorders–Clinical Descriptions and Diagnostic Guidelines. WHO, Geneva, 1992（融 道男他監訳：ICD-10 精神および行動の障害，臨床記述と診断ガイドライン．医学書院，東京，1993）

初出，洲脇寛：嗜癖行動障害の臨床概念をめぐって．精神経誌，106（10）；1307-1313, 2004. に加筆．

5. Common Mental Disorders としての物質依存・嗜癖行動障害

　最近の我国における臨床精神医学の新たな潮流として，外来クリニック，あるいは総合病院における外来・リエゾン活動の普及が挙げられる。そこでは，Schizophrenia を中心とした Psychoses 以外の，いわゆる Common Mental Disorders（以下 CMD）を診療する機会が大幅に拡大している。ここでは，Goldberg, D. らの提示したCMD概念の臨床的有用性について考察し[4]，また，さらなる有用性を有する臨床概念として Normal-Abnormal Level Continuum Common Mental Disorders（以下 CCMD：正常・異常間に連続性を有する CMD）を提唱し，CCMD の具体的なプロトタイプとして物質依存，嗜癖行動障害を論じてみたい。

(1) コミュニティ，プライマリケアにおける精神障害

　精神障害の種類と頻度，障害の重症度は，地域社会，プライマリケアで見られるものと，精神科外来・入院のレベルで見られるものでは異なっている。Goldberg らは，特に不安・抑うつ性障害を中心に臨床疫学的調査を重ね，5つのレベル――1.地域社会，2.プライマリケア（全受診者），3.プライマリケア（家庭医により同定された精神障害者），4.精神科全受診者，5.精神科入院者――，および各レベルを通過する難易度（フィルター）を明らかにした（表1-5-1）[3]。例えば，レベル1→2では，家族を含めた疾病時の行動特性（疾病行動，illness behaviour），レベル2→3では，家庭医の精神障害を発見する能力などが，フィルター通過の難易度に影響する。また，幻覚妄想や精神病性興奮などにより行動上の問題が生じた場合は，その緊急性ゆえに，1～3段階をスキップし，直接4・5レベルに到達するケースもありうる。

　また，表1-5-2はレベル3・4・5，つまりプライマリケアレベルと精神科を受診する全患者および精神科入院患者の人口1,000人に対する診断別の頻度，並びに各レベルにおけるパーセントを示したものである。これを見ると，レベル3では，うつ病（広義，抑うつ状態），

表1-5-1　5段階レベルと4つのフィルター各レベルでの年間有病率

レベル1（コミュニティ）	
260―315/1000/年	第1フィルター （疾病行動）
レベル2（プライマリ・ケア受診者―精神疾患有病者総数）	
230/1000/年	第2フィルター （障害を発見する能力）
レベル3（プライマリ・ケア医が診断した精神疾患患者数） 　　　　「顕在精神疾患罹患率」	
101.5/1000/年	第3フィルター （精神医療サービスへの紹介）
レベル4（精神医療サービス受療者総数）	
23.5/1000/年	第4フィルター （精神病院への入院）
レベル5（精神科入院患者数）	
5.71/1000/年	

Goldberg, Huxley, 1992（中根訳，2000）[4]

表1-5-2　レベル3, 4, 5における危険人口1000人対の診断別頻度

	レベル3	レベル4		レベル5
	プライマリケア	精神科医療サービス		
		全患者		入院患者
痴呆を含む器質性精神障害	2.2 (2.2%)	2.75 (13.2%)		0.50 (15.3%)
統合失調症	2.0 (2.0%)	4.08 (19.6%)		0.72 (22.1%)
感情障害	3.0 (3.9%)	1.47 (7.0%)		0.41 (12.6%)
うつ病	28.0 (27.6%)	5.35 (25.6%)		0.69 (20.3%)
他の神経症	35.7 (35.2%)	2.46 (11.8%)		0.17 (5.1%)
アルコール・薬物依存	2.7 (2.7%)	1.37 (6.6%)		0.39 (11.9%)
人格障害	1.1 (1.1%)	1.62 (7.8%)		0.30 (9.2%)
適応障害, その他	26.7 (26.3%)	1.74 (8.4%)		0.11 (3.5%)
計	101.4 (100.0%)	20.87 (100.0%)		3.30 (100.0%)

Goldberg, Huxley, 1992 (中根訳, 2000)[4]

神経症, 適応障害の頻度が高く, それとは対照的に, レベル5の精神科入院患者では, 統合失調症, 器質性精神障害, 感情障害 (躁うつ病), アルコール・薬物依存, 人格障害などの頻度が高く, うつ病レベル5でも依然として高い。このように精神障害の種類や頻度は, 受診のレベルによって異なっている。

(2) Common Mental Disorders

a) 精神疾患 (障害) モデルとしてのCategorical modelとDimensional model

上記の著者出版[3]の12年後に, GoldbergとHuxleyは, "Common Mental Disorders—A Bio-Social Model—"を著した[4]。その著書の中でGoldbergらは, categoricalであること (分類すること) の根源的な重要性を, 言語そのものの有用性に遡って指摘し, その意義を十分承知の上でdimensional modelを提示している (表1-5-3)。ICD-10やDSM-Ⅳも, 様々な精神障害をcategoricalに提示しようとしており, それはそれなりの価値を有すると思われるが, categoricalな分類は, 分類自体が目的ではなく, むしろそこから先の病気の本態を解明したり, あるいは治療や予防を展開していく出発点であろう。

また, Goldbergらが対象とした英国の家庭医を受診する人々の多くは, 内科的診療を求めての受診なので, 必然的に不安・抑うつ関連か, あるいはそれらが加工された症候が拾いあげられることとなり, GoldbergらのCMD概念も不安・抑うつ性障害に焦点を当てて構成されている。

b) Dimensional modelとしてのCMD

Goldbergらは, Present State Examinationの短縮版に出ている40項目の不安・抑うつ症状, DSM-Ⅳの中の19個の不安・抑うつ症状などを各症例でチェックし, それらを潜在特性分析 (latent trait analysis) という手法で分析している (表1-5-4)。ここでいう閾値とは疾患の重症度で, これが高ければ重症である。

「不安」に関する項目では, 緊張感や心配など比較的重症度の低い項目の方が傾斜が高く, つまり, 識別力があり, 顕在化した不安, つまり, panicなどは, 重症ではあるが, 抑うつ

表 1-5-3 Categorical Model vs Dimensional model

1. Categorical model
   - 身体疾患モデル（成因・臨床像・経過の単一性，特異性）
   - 病的，特異的症候の出現
   - 他の疾患および正常との境界の鮮明さ（不連続性）
   - 重度の精神障害—精神病（統合失調症，躁うつ病）に適する
2. Dimensional model
   - 正常・異常間に連続性を有する病態
   - 病態間に連続性を有する病態
   - 比較的軽症な精神障害（神経症性・抑うつ性障害，人格障害）
   - Common Mental Disorders（Goldberg, 1992）

（Goldberg, Huxley 1992, 中根訳 2000[4]）より著者整理）

表 1-5-4 不安と抑うつの潜在特性

各症状の傾斜と閾値を示す。各潜在特性について症状は重症度に従って配列している。閾値が高いほど，症状は「重度」である。

	閾値（重症度）	傾斜（識別力）
潜在特性：不安		
自覚的な神経性の緊張	0.36	4.47
心配	0.38	6.06
苛々感	0.50	2.13
筋緊張	0.75	1.71
睡眠不足	0.76	1.65
緊張性疼痛	0.85	1.71
浮動性の不安	1.01	1.54
健康に関する懸念	1.24	1.09
入眠障害	1.24	1.34
顕在化した不安	1.88	0.98
潜在特性：抑うつ		
無気力	1.06	1.18
興味の喪失	1.23	2.65
性欲減退	1.29	1.15
顕在化した抑うつ	1.32	1.96
自己卑下	1.42	1.34
自尊心の低下	1.60	1.68
食欲低下	1.67	1.07
絶望	1.74	1.50
思考力低下	1.92	1.06
社会的ひきこもり	1.93	0.76
食欲低下による体重減少	2.43	0.76
早朝覚醒	2.48	0.88
緩慢，不活発	3.18	0.90
日内変動；朝方不良	5.23	0.44

Goldberg, Huxley 1992（中根訳，2000）[4]

との識別力は低くなっている。また,「抑うつ」に関する項目では,食欲低下・体重減少,早朝覚醒,不活発さ,morning depression などのいわゆる vegetative symptom が,重症度が高く,かつ傾斜も低い（つまり抑うつ症としての識別力がある）。

こうした結果をもとに,視覚的に最も分かりやすい形として不安・抑うつ性障害を提示したのが,図1-5-1である。即ち,不安・抑うつ双方に共通する70％の全般性不快気分（General Dysphoria）と,30％の不安・抑うつ不均衡（Anxiety Depression Imbalance）の2つを軸とした2次元空間の中に,各症候がプロットできるというわけである。

c) 広義のCMD

ところで,同じようにプライマリケアへの受診頻度の高い適応障害などもCMDと考えて差しつかえないと思われ,著者自身は,広義のCMDとして,コミュニティ,プライマリケアでよく見られる障害といった定義があった方がよいのではないかと考えている（表1-5-5）。適応障害も,プライマリケアでよく遭遇する病態であり,かつ不安・抑うつ状態も伴いやすいが,Goldberg らは,そのことには触れていない。DSM-Ⅳにおける適応障害の診断クライテリアは,操作的に期間を区切り,除外的な設定をしており（表1-5-6）,やはり正常な反応からの連続性を有する病態と思われる。

著者自身は,以上のような考えでCMDを捉えた方が自然であり,正常との連続性を有する障害を幅広く包含するのがよいのではないかと考えている（器質性精神障害や統合失調症,周期性の躁うつ病など何らかの非連続性が想定される精神病性の障害と対比される）。

しかし,Goldberg教授らは,CMDの概念規定には全く触れていないので,その点についてお尋ねする手紙を差し上げ,それに対する御返事の要点を示したものが,表1-5-7である。返書の中でGoldberg教授は,CMDの正確な診断といったことはさして重要なことではなく,CMDはKarl Jaspersの指摘しているneurotic-spectrumに相当するものであり,老人性の障害も除かれると述べている。つまり,ヤスパースの分類（表1-5-8）では,第3群「精神病質」の中の「神経症および神経症的症候群」に相当する概念だとしている[6,7]。

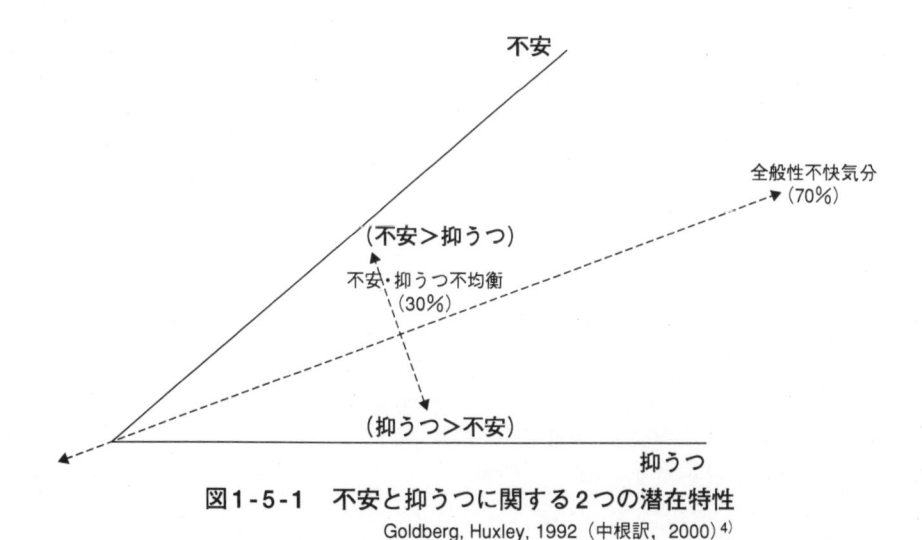

図1-5-1 不安と抑うつに関する2つの潜在特性
Goldberg, Huxley, 1992（中根訳, 2000）[4]

表1-5-5　Common Mental Disorders

1. 広義
   社会，プライマリケアでよく見られる精神医学的障害
   ICD-10 Chapter V Primary Care Version（WHO, 1996）
2. 狭義
   不安・抑うつ性障害（dimensional model, Goldberg, 1992）

表1-5-6　適応障害（DSM-IV, APA, 1994）

A. ストレス因子の存在，3ヵ月以内の発症
　　情緒面または行動面の症状
B. 臨床的な重症度
　　1. 予測を超えた苦痛
　　2. 社会的・職業的機能の著しい障害
C. 他の特定の第1軸，第2軸障害ではない
D. 死別反応ではない
E. ストレス終結後，症状は6ヵ月以上持続しない

表1-5-7　"Common Mental Disorders" Concept delineated by Goldberg, D.
(personal communication to H. Suwaki, 2003)

Common Mental Disorders refers to disorders in the neurotic spectrum, where exact diagnosis is pointless, as Karl Jaspers pointed out as long ago as 1927. It therefore most decidedly does not include senile disorders, confusional states, &. It does include the anxiety-depression spectrum (but not bipolar illness); and all pure anxiety disorders, including OCD.

表1-5-8　ヤスパースの精神疾患分類
(Jaspers, K., 1948., 内村ら訳, 1956)[6, 7]

第一群　精神障害を伴う既知の身体疾患
　　1. 器質性脳疾患
　　2. 症状性精神病を伴う身体疾患
　　3. 中毒
第二群　大精神病の3病圏（内因性精神病）
　　1. 真正てんかん
　　2. 統合失調症
　　3. 躁うつ病
第三群　精神病質
　　1. 異常反応（第一・第二群の疾患とは関係なく生じる）
　　2. 神経症と神経症的症候群
　　3. 異常人格とその発展

(3) Normal-abnormal Level Continuum Common Mental Disorders (CCMD) の提唱

前述のごとく，Goldbergらは，CMDとして不安・抑うつ性障害をとりあげ，それらを統合的に理解するためdimensional modelを提示したが，著者自身は，正常から異常な（強度と障害度の高い）レベルにまたがる連続性（continuum）が積極的に認められる障害を包含する用語としてCCMDを提唱したい。即ち，正常から異常への連続帯の中で，よりよく病態の本質を理解できる障害といった点に力点を置きたいわけである。そこでは，不安・抑うつ性障害以外に，適応障害，食行動異常，アルコール依存症，あるいはSleep Apnea SyndromeやREM Behavior Disorderを含めた睡眠障害などについても理解が可能であり，治療や予防に関してもこうした理解に立つことが大変有意義である。

もう1つ，著者がこのような視点に依拠したCMDを提唱したい積極的な理由として，最近，私どもの外来を受診する患者さんの多くが，不安や抑うつ症状あるいはそれらが加工された神経症性障害以上に，生活行動そのものの障害（あるいは破綻）を主訴していることが挙げられる。即ち現代社会においては，食行動や飲酒・薬物摂取行動，あるいは睡眠行動（睡眠も基本的な生活行動と見なすことができる）など生活行動そのものの障害を主訴として訪れる症例が増加しており，精神・身体面の障害は，生活行動障害に随伴している場合が少なくない。また，治療や予防に関しても生活行動そのものの改善が最重要課題となってくる。以上のような理由から，生活行動障害そのものを主軸とし，しかもそれはnormal level―abnormal level間の連続帯（continuum）の上に出現する現象として捉える視点を提起したいのである。

(4) Continuum CMD のプロトタイプとしてのアルコール依存症，神経性無食欲症

表1-5-9は，Continuum CMDのプロトタイプ1つと考えられるアルコール依存症について，主軸，副軸から成る構造的な理解を示したものである。主軸には，飲酒行動に直接関連した行動面，精神面，身体面の変化が当てられる。即ち，ICD-10の依存症候群の診断ガイドラインに挙げられている6つの項目すべてが主軸に該当する（①衝動的飲酒欲求，②飲酒抑制の障害，③離脱症状，離脱症状を避けるための類縁物質の使用，④耐性の上昇，⑤飲酒行動が最優先され，他の生活行動が蔑ろにされる，⑥有害な結果が生じているにかかわらず飲酒を続ける。③，④は身体面の変化であり，他の4項目は，精神・行動面の変化である）[8]。

表1-5-9　CCMDのプロトタイプとしてのアルコール依存症

1. Main Axis―飲酒行動の変化と，それに直接関連した精神・身体面の変化
　　　機械的飲酒→習慣性飲酒→依存的（嗜癖的）飲酒
　　　　　　　↑　　　　↑
　　　　　連続性（境界不鮮明）
2. Additional Axes
　　1) 社会生活面の変化
　　　　アルコール関連精神・社会障害
　　2) 身体面の変化
　　　　アルコール関連身体障害（脳・神経系を含む）

しかも，こうした飲酒行動の変化は，機会的飲酒から習慣性飲酒，依存的飲酒へと連続的に移行し，その境界は不鮮明である[2]。

また，上記の飲酒行動の変化に随伴して，個人個人で彩りの違うアルコール関連精神障害・社会障害・身体障害が生じてくるので，それらを副次的な axes として纏めることができる。

神経性無食欲症についても，アルコール依存症と同様の構造的理解が可能であるが，摂食障害の場合は，食事の量と質が直接身体面に大きな影響が及ぼすので，アルコール依存症に比べると，体重減少，栄養障害など身体面の変化の多くが，肥満恐怖やボディ・イメージの歪みなど精神面の変化と並んで，主軸の中にとりこまれることとなる。

おわりに

以上述べてきた CMD 以外にも，正常と異常，あるいは症状と症状，障害と障害の"はざま（間）"の問題について，精神科臨床にたずさわりながら，考えることがいくつかある。その1つは，加齢に伴い認知機能や対処能力の低下した老人では，正常・異常間や精神症状間の閾値が低くなり，容易に境界域を通過し，一個人の中で様々な精神医学的状態像を呈しうることである。例えば，不安─抑うつ─妄想状態が，1人の老人の中で流動的に変化する様子が，手にとるように分かる症例に出くわすことがある。また，私どもの外来にも最近，中・高年層の paranoid disorder の患者さんが多く訪れ，比較的少量の haloperidol によく反応し，十分外来のみでの治療が可能である。しかし，核心の妄想という限局した認知障害に関しては，しっかりとした病感・病識をうることが困難で，paranoid schizophrenia との境界は必ずしも明瞭とは言えないように思われる。

いずれにしても，ICD-10 や DSM-Ⅳ の操作的な診断基準そのものを，患者さんの中に見いだすことが，精神科医としての最終的な目標ではなかろう。それどころか，診断基準から切り落とされる症例の中には，軽症例や改善例が多く含まれており，それらは私達に治療の方向や予防について具体的な多くのヒントを与えてくれる。また，clinician としての精神科医は病気あるいは障害を患者さんの中に見いだす能力を養うと同時に，健康な方向へと変化する，あるいは変化しうる dynamic なものへの感受性と洞察力を養うことが大切なことのように思われる。特に，精神科外来で CMD の患者さんを前にした時は，その感を深くする。また，このような視点に立った精神科治療の展開が，これまで精神医療につきまとっていた stigma を別の角度からとり除くことに役立つものと思われる。

文 献

1) American Psychiatric Association : Quick Reference to the Diagnostic Criteria from DSM-IV. APA, Washington D. C., 1994.（高橋三郎他訳：DSM-Ⅳ精神疾患の分類と診断の手引．医学書院，東京，1995）

2) Edwards, G, : The Alcohol Dependence Syndrome : Usefulness of an Idea. In "Alcoholism ─ New Knowledge and New Responses" edited by Edwards, G. and Grant, M. Croom Helm, London, pp. 133-156, 1977

3) Goldberg, D., Huxley, P. : Mental Illness in the Community — The Pathway to Psychiatric Care. Tavistock Publications, London, 1980
4) Goldberg, D., Huxley, P. : Common Mental Disorders — A Bio-Social Model. Routledge, London, 1992.（中根允文訳：一般診療科における不安と抑うつ．創造出版，東京，2000）
5) Goldberg, D.（洲脇　寛，渡辺岳海訳）：プライマリ・ケアとコミュニティにおける精神医療．日本社会精神医学雑誌，7（1）：63-69, 1998
6) Jaspers, K. : Allgemeine Psychopathologie, 5 Aufl., Berlin u. Heidelberg, 1948.（内村裕之他訳：精神病理学総論，下巻．岩波書店，東京，1956）
7) 内村裕之：ヤスパースの病像合成論．精神医学，13（4）：314-322, 1971
8) World Health Organization : The ICD-10 Classification of Mental and Behavioural Disorders — Clinical Descriptions and Diagnostic Guidelines. WHO, Geneva, 1992.（融道男他監訳：ICD-10精神および行動の障害，臨床記述と診断ガイドライン，医学書院，東京，1993）

初出，洲脇寛：Common Mental Disorders（CMD）概念の検討とContinuum CMD（CCMD）の提唱．精神経誌，105（10）；1227-1233, 2003. に加筆．

第2章 物質依存症の臨床—総論—

1. 依存性物質の種類と関連障害

(1) 依存性物質の種類

　依存性物質は，人間のみならず他の動物にも実験的に依存を形成することができる。依存性物質は，普通，個体をeuphoricな方向へ変化させる精神作用を有しており（psychoactive substance），それらを大別すると，精神機能を抑制方向に変化させる精神抑制物質（depressants）［アルコール，睡眠薬，抗不安薬，オピオイド，有機溶剤など］と，覚醒度を高める精神刺激物質（stimulants）［コカイン，アンフェスタミン類など］があり，そのほか幻覚惹起作用をそなえた物質［LSDなど，大麻，有機溶剤，phencyclidine（PCP）も幻覚惹起作用を兼備する］も乱用されることがある。

　依存性物質にはどのようなものがあるのか，全体を通覧するため，表2-1-1にICD-10に示されている依存性物質の種類（カテゴリー）をあげておく。

　物質依存は，アルコールを除き，国により時代によって入手難易度（availability）や流行に差異がある。米国では現在，コカイン，大麻，アヘン類が大きな社会問題になっているが，わが国では，メタアンフェタミン，有機溶剤がいまだあとを絶たず，大麻やコカインも外国人と接触する機会の多い大都市で増加している。

　なお，本来，依存を生じない物質（臨床症状や動物実験などで依存性が確認されていない物質）の乱用（たとえば抗うつ薬，緩下薬，aspirinやphenasetinなどの鎮痛解熱薬）は，ICD-10では，ステロイド・ホルモン剤，ビタミン剤などとともに別項F55"依存を生じない物質の乱用"の中に整理されている。

　また，最近では，病的賭博（pathological gambling）や神経性大食症（bulimia nervosa）など，特定の物質が対象ではないが，物質依存と共通した病態を有する行動を嗜癖行動（addictive behavior）としてとらえ，これまで物質依存の治療を通して培われた治療原理や治療技法を応用して対処するようになっている。

表2-1-1　依存性物質の種類（ICD-10）[12]

F10.—	アルコール	F15.—	カフェイン他の精神刺激薬
F11.—	アヘン類	F16.—	幻覚剤
F12.—	大麻類	F17.—	タバコ
F13.—	鎮静薬，睡眠薬	F18.—	揮発性溶剤
F14.—	コカイン	F19.—	多剤，他の精神作用物質

(2) 物質関連障害の種類
a) 関連精神障害

表2-1-2は，国際疾病分類第10版（ICD-10），F1x.0～F1x.9に示されている精神作用物質使用に伴う精神障害をあげたものである。このうち，ここでは，急性中毒，離脱状態，依存症候群，精神病性障害（残遺性，遅発性を含む），健忘症候群について診療上の要点をまとめておく。

①急性中毒

最近，精神作用物質の過量摂取による急性中毒で救急外来を受診する例が増加しており，急性症状の評価と鑑別診断，およびその後の精神医学的諸問題への対処を求められる機会が多くなっている。

急性中毒の重症度は，通常，用量依存的であるが，獲得された耐性の程度によってもかなりな個人差が認められる。また，高齢者や肝・腎障害を有する例では，耐性が低下しているので注意を要する。身体管理を必要とする急性中毒としては，普通，アルコール，睡眠薬，抗不安薬，オピオイドなど中枢抑制薬が多い。また，多剤にまたがり摂取されていることがあるので，情報の収集や血中濃度測定を行い，摂取物質の特定をはかる必要がある。

急性中毒は，一般には，意識障害や呼吸循環障害などのcriticalなstageを過ぎ，血中濃度が低下すれば快方に向かう。意識障害例では，頭部外傷や低血糖などとの鑑別，あるいはこれらの病態と急性中毒の合併があるので注意を要する。また，精神作用物質の急性中毒では，当該物質の本来の作用とは異なる精神症状（興奮やせん妄などの精神病状態）が出現することがあることも念頭に置いておく。

②離脱症状

離脱症状は，依存症候群の一部を構成し，とくに身体依存の重要な指標とされているが，物質依存の治療においては，急性中毒と並んで離脱症状が，解毒（detoxification）期の大切な治療なので，先にここで取り上げることにする。

離脱症状は，長期間，依存性物質を大量反復摂取していた人が，その物質を中断ないし急激に減量した際に生じる一連の精神・身体症状である。普通，その物質の急性効果とは反対

表2-1-2　F1x.精神作用物質使用による精神および行動の障害（ICD-10）[12]

F1x.0	●急性中毒
F1x.1	●有害な使用
F1x.2	●依存症候群
F1x.3	●離脱状態
F1x.4	●せん妄を伴う離脱状態
F1x.5	●精神病性障害
F1x.6	●健忘症候群
F1x.7	●残遺性および遅発性の精神病性障害
F1x.8	●他の精神および行動の障害
F1x.9	●特定不能の精神および行動の障害

方向の症候が出現する。また，一般に，離脱症状の出現までの時間や持続期間は，その物質の半減期に比例しており，摂取量が増え，摂取期間が長くなると離脱症状は強さを増す。

1) 反跳現象と離脱症状

ところで，アンフェタミン類，コカインなど精神刺激薬の離脱症状をめぐっては，なお議論のあるところであり，わが国では，退薬事の反跳現象（rebound phenomenon）として理解されていた。WHO専門委員会も，かつてわが国と同じような理解に立ち，離脱症状が身体依存の指標とされていたため，精神刺激薬には身体依存はなく，アルコール，バルビツール酸系薬剤，オピオイドなど抑制薬に認められる自律神経症状，けいれん，せん妄などを中心とした症候のみが離脱症状としてとらえられていた。そのため，すでに古典的なものとなったが，これまでわが国でも多くの教科書に引用された依存性物質のWHO分類では，コカイン，アンフェタミンには身体依存はないとされていた。

しかし，その後の研究で，アンフェタミンやコカインには強いドパミン増強作用があり，摂取中はプロラクチン分泌の低下が生じるが，退薬数週間は逆にプロラクチンの上昇が認められるなどホルモン系への影響が明らかにされてきた。精神刺激薬の離脱時にみられる一連の症候も（後述，アンフェタミン類・コカイン依存の離脱症状），抑制薬とは性質の違う離脱症状として米国（DSM-IIIR, DSM-Ⅳ）では理解されるようになり，反跳現象と離脱症状には，共通したメカニズムが想定される。

2) 遷延性離脱症状

一方，最近，離脱症状が従来いわれているような急性経過で終結せず，数ヵ月にわたって遷延することが，オピオイドやアルコール依存症者の生理的指標・脳内アミン動態の遷延性変化などから指摘されている。遷延性離脱症状（protracted withdrawal）に含まれる症候としては，不安，不眠，緊張，無気力，集中困難，現実感喪失のほか，振戦，頭痛，筋肉痛，知覚過敏などがあげられる。遷延性離脱症状の臨床上の問題点は，それが退薬によって生じる可逆性変化に基づくものか，他のさまざまな器質的・心理的要因によるものか（栄養障害その他の器質性脳障害，生活上のストレスなど），その区別が容易でない点であろう。

このように遷延性離脱症状の成因とメカニズムに関しては，まだ十分に解明されたとはいいがたいが，臨床上重要と思われる点は，離脱後にみられるこうした遷延性症候が，再発（再摂取）の要因として働く可能性が高いことであり，ベンゾジアゼピン系薬剤の少量投与や他の向精神薬投与など離脱後の向精神薬療法の必要性に検討の余地を残していることである。

③依存症候群

前述したように，依存症候群は物質依存の中核をなす概念であり，それらは，主観的（認知的），行動的，身体的症候の群としてとらえることができる（p.1-6参照）。

また，こうした連続性を有する依存症候群の診断にあたっては，なんらかの操作的な境界設定が必要となり，ICD-10, DSM-Ⅳでは，いくつかの重要な依存症候を選び出し，そのうちいくつか以上の項目を満たせば本症候群とするという操作的診断によっている[1, 12]。両者ともよく似た診断基準が示されており，いずれも過去12ヵ月のある時期に6〜7項目のうち3項目以上を満たすという条件になっている。双方に共通して取り上げられている項目は，

①離脱症状の出現と，それを避ける目的での物質使用
②耐性の上昇
③物質使用のため，他の重要な生活が犠牲になっていること
④物質使用とその回復に多くの時間を費していること
⑤明らかに有害な結果が生じているにかかわらず，物質使用をつづけていること

両者の若干の相違点としては，ICD-10では，①craving（物質使用への衝動的強迫的欲求）と②物質使用の開始・終了・使用量に関して自己コントロールができないことがあげられているが，DSM-Ⅳでは，それに代わって①長時間にわたる大量使用と②物質使用の減量・中断の試みと挫折が取り上げられている点である。

なお，ICD-10，DSM-Ⅳに取り上げられている有害な使用（harmful use），乱用（abuse）は，上記の依存症候群に該当せず，身体的，心理的，社会的障害が認められるさいに使用されることになる。

④精神病性障害

物質の使用中あるいは中止後に生じ，急性〜亜急性に経過する幻覚妄想状態，精神運動興奮，昏迷などの精神病性障害が含まれる。アルコール幻覚症，アルコール嫉妬妄想，アンフェタミン精神病，コカイン精神病，大麻精神病などが代表的なものである。有機溶剤やフェンシクリジンの使用に引きつづいて生ずる精神病性障害もこの中に含まれる。急性中毒に比し意識障害の程度が軽く，経過も若干長くなるものが多い。そのほか，うつ病性・躁病性病像を呈するものもある。

なお，統合失調症や気分（感情）障害が精神作用物質使用により促進された場合は，別個に診断される（dual diagnosis）。

⑤健忘症候群

健忘症候群では，短期記憶が顕著に（選択的に）障害され，ときに長期記憶の障害も加わるが，即時記憶はよく保たれている。出来事を時間経過に沿って順序立てることがむずかしく，新たな学習が困難となる。つくり話が目立つこともあるが，必須条件ではない。意識障害はなく，痴呆に比べ他の認知機能は比較的よく保たれている

通常，アルコール，まれに睡眠薬大量使用によって生じることがある。従来，Korsakoff精神病（あるいは症候群）と呼ばれていたのがこれに該当する。Wernicke脳症に引きつづいて起こることが多く，多発性神経炎を合併しやすい。サイアミン（ビタミンB_1）欠乏が関与している。

⑥残遺性・遅発性の精神病性障害

精神作用物質の影響が想定される期間を超えて出現ないし持続する障害で，フラッシュバックや痴呆が含まれる。

●フラッシュバック

フラッシュバックは，挿間性に短時間，薬物使用中の体験と同様の体験（幻視や時間感覚の変容）が，暗所に入ったときや就眠前に反復されるものである。通常，幻覚剤や大麻の使用後にみられ，そのさいの情緒反応として困惑やパニック反応がみられる。

●痴呆

物質依存に伴う痴呆は，その成因が多因子的なので，脳梗塞や慢性硬膜下血腫，サイアミン，ニコチン酸などの栄養障害に基づくKorsakoff脳症やペラグラ脳症など，他の器質性脳障害を十分鑑別する必要がある。また，比較的軽度の痴呆（正確には痴呆様症状）は，必ずしも不可逆的なものではなく，精神作用物質を断ち長期の経過の後に（6～12カ月），改善がみられることがある。

なお，各依存性物質によって誘発されやすい精神障害を表2-1-3にあげておく。

b）関連社会障害・身体障害

前述した精神障害以外に，物質依存症においては，生活リズムや食生活，家庭生活，仕事，対人関係など基本的な生活パターンに乱れが生じてくるので，社会生活面や身体面にも広く障害が認められる。

①関連社会障害

社会障害を概念的に規定するとすれば，当然のこととして期待される社会的行動を適切に遂行できなくなった状態ということができようか。その結果，本人はもちろん，周囲で生活している家族や職場の同僚，さらには一般市民に対しても有害な影響を及ぼすことになる。しかし，もっとも直接的な影響を蒙るのは，配偶者や子供，両親など毎日生活をともにしている家族であろう。家族は，いやが応でも情緒的・経済的問題などさまざまな辛い場面に直面させられる。家族間の相互的な交流が失われ，本人に対する不信感や敵意，無関心，あるいは，逆に抱え込みや過保護といった行動パターンに陥り，悪循環を繰り返すようになる。その結果，別居，離婚，子供の情緒発達障害，不登校，非行などがまれならず生じてくる。最近では，依存症者本人の回復だけでなく，配偶者や子供の回復についても大切な治療のターゲットと考えるようになっている。

その他の社会障害としては，不出勤や不就労など仕事上の問題，経済的困窮，住居問題，事故，犯罪などがあげられる。とくに，アンフェタミン，コカイン，ヘロインなどの不法薬物は，所持や使用自体が不法なことであり，また，入手の過程でさまざまな犯罪行為が付随する。

表2-1-3 依存性物質別物質誘発性障害（DSM-IV）

	中毒せん妄	離脱せん妄	痴呆	健忘障害	精神病性障害	気分障害	不安障害	性機能障害	睡眠障害
アルコール	I	W	P	P	I/W	I/W	I/W	I	I/W
睡眠薬・抗不安薬	I	W	P	P	I/W	I/W	W	I	I/W
アンフェタミン・コカイン	I				I	I/W	I/W	I	I/W
有機溶剤	I		P		I	I	I		
オピオイド	I				I	I		I	I/W
大麻	I				I		I		
幻覚剤	I				I	I	I		
フェンシクリジン	I				I	I	I		

I：中毒時の発症，W：離脱時の発症，P：持続性 （文献1より改変）

②関連身体障害

　急性中毒に伴う呼吸循環不全や頭部外傷，低血糖の合併など，物質依存症は，救急医療の対象となりやすい。また，食生活その他のライフスタイルの乱れから，低栄養状態，電解質異常，そのほかさまざまな身体合併症（肝障害，胃・十二指腸潰瘍，膵炎，糖尿病，貧血，心電図異常，多発神経炎，HV・HIV感染など）が認められるので，治療開始時に身体面の十分な診察と評価が不可欠である。身体疾患についての詳細は，他の成書に譲りたい。
（文献：42頁参照）

2. 物質依存症の治療とリハビリテーション

　次に，実際の診療場面における物質依存症の治療のすすめ方について述べたい。正確な診断・評価は，何よりも大切な治療の前提であり，とくに急性期においては，診断・評価・治療が一体となってすすめられることになる（working diagnosis）。ここでは，各種の物質依存症に共通する診断・治療について概観する。

　物質依存症の治療は，大きく3つのstageに分けることができる。すなわち，急性期の①急性中毒，離脱症状に対する治療「解毒（detoxification）」と，それに並行あるいは引きつづいて行われる②合併精神身体障害の治療，および，解毒を終えたあとの③依存そのものに対する治療（リハビリテーション）である。解毒と合併精神身体障害の治療は，薬物治療を中心とした身体～精神医学的治療に重点が置かれるが，依存に対する治療は，心理・社会的アプローチを加えた包括的な医療が必要となってくる。

(1) 急性中毒・離脱症状の治療（解毒）
a) 急性中毒の治療[9]
　精神作用物質による急性中毒の重症度は，一般に，摂取量に比例し，重篤になると意識障害や心肺機能の障害を引き起こし，死にいたる危険がある。まれに，比較的少量のアルコールや睡眠薬摂取による個体の特異体質反応的なもの（idiosyncratic intoxication, pathological intoxication）もある。

　急性中毒が疑われる患者が搬入されると，まず，心肺機能と意識のレベルをチェックし，もし，心肺機能に障害が認められれば，ただちに必要な救命処置を講ずる。呼吸や血圧などバイタルな機能の維持が最優先される。気道を確保し，必要ならば酸素吸入を行う。呼吸の抑制が認められれば，アンビューバッグかレスピレータによる人工呼吸を施す。普通，気管切開は必要としない。また，血圧維持のため乳酸化リンゲルなどによる経静脈輸液を開始し，必要ならば昇圧薬を投与し，EKGにより不整脈のチェックも行う。発熱，けいれん発作にも注意し，必要あれば対症的な処置を施す。

　入手しうる情報と臨床症状，検査所見に基づきworking diagnosisを行いながら，救急治療をすすめるが，意識障害は，急性中毒以外に頭部外傷，脳血管障害，低血糖，肝性脳症，内臓出血など，さまざまな原因で生じうるので十分な鑑別が必要である。

　また，急性中毒のさいは，同伴者や家族からの情報，臨床所見，血液・尿の薬物スクリーニング検査を参考にし，薬物の種類と摂取量，摂取経路を同定する。多剤摂取の場合もあるので注意を要する。glucose, naloxone, flumazenil, physostigmineの静脈投与は，おのおの，低血糖，オピオイド・ペンタゾシン，ベンゾジアゼピン系薬剤，抗コリン製薬剤による意識障害の鑑別に役立つ。スクリーニングキットとして，数10種類の薬物をスクリーニングできるものから，頻度の高い数種の薬物をスクリーニングするものなどが市販されている。

　また，生体から摂取薬物の排出を促進する処置を講ずる。もし，6時間以内の経口摂取であれば，胃洗浄や活性炭の使用を考慮する。高度の中毒レベルが持続するさいは，十分量の

輸液と利尿薬の投与，さらに，アルカリ化利尿や酸性化利尿などにより，尿中への排泄を促進する。また，中毒症状がきわめて重篤で，致死量を超えるものや代謝・排泄経路が障害されているときは，血液浄化法を考慮する。

重症例では，その後も，バイタルサイン，動脈血ガス濃度，血中薬物濃度，意識レベルなどの経時的なモニターをつづけ，バイタルサインに異変があれば適切な処置を施しながら，薬物が排泄され血中濃度が低下するのを待つ。

意識障害の比較的軽症な例では，精神運動興奮，傷害，自殺企図など異常行動に対する対応が主要な治療目標となる。場合によっては，保護室を使用し，患者と医療スタッフ双方の安全を確保しながら監視をつづけるが，身体抑制が必要なこともありうる。興奮や暴力行為の著しい患者に対しては，全身状態に注意しながら，haloperidol, levomepromazine, risperidone, diazepam など鎮静効果のある薬物を投与する。内服が困難な場合は，haloperidol, levomepromazine 筋注などが行われる（詳細は，救急医療に関する他の成書を参照のこと）。

また，幻覚剤や大麻による急性幻覚体験（bad trip）のさいには，安心できるように静かな口調での語りかけが必要である。

b）離脱症状の治療

離脱症状としては，一般に，不安，不眠，焦躁，注意集中困難などが共通の精神症状として出現するが，それに，おのおのの物質依存に特有な症状が加わる。たとえば，せん妄や全身けいれん発作は，アルコールや睡眠薬の離脱症状として特徴的にみられる症候である。

離脱症状は，合併症がなければ，時間経過とともに自然に消退する性質のものであるが，依存性物質を徐々に減量すれば，離脱症状の発現なしに個体と薬物間の神経適応状態（neuro-adaptive state）を脱することも可能である。こうしたことから，精神抑制物質（アルコール，睡眠薬・抗不安薬，オピオイド）の離脱にあたっては，摂取物質そのものか，または交叉耐性を有する物質に置き換え，徐々に減量をはかる方法がとられる。普通，半減期の短い物質から長い物質に置き換え（アルコール→chlordiazepoxide・diazepam，バルビツール酸系薬剤→phenobarbital，ヘロイン→methadone など），最初離脱症状を抑えるのに十分な量を与え，症状を観察しながら徐々に減量していく。

また，離脱期の治療を成功させるには，合併障害に注意し，十分な栄養摂取と睡眠，落ち着ける環境の確保など，精神〜身体面の全般的なサポートが不可欠である。

なお，離脱期の治療を入院，外来どちらで行うかという問題があるが，依存物質の種類と依存の程度，合併障害の有無，医療施設までの距離，家族の協力の度合いなどを参考に決定する。一般に，アルコール，バルビツール酸系薬剤などへの依存が高度で，けいれんやせん妄の出現が予想される場合は入院が必要であるが，軽度の場合は，外来での解毒も可能である。アンフェタミン・コカイン依存で精神病症状の出現や自殺の危険がある場合も入院による解毒が望ましい。

また，こうして離脱期を無事脱却しても，それは依存そのものの治癒を意味するものではなく，本格的な依存治療（リハビリテーション）への第一歩に過ぎない。解毒を完了するまでに，その後のリハビリテーションの必要性と具体的なスケジュールについて話し合いが持たれる必要がある。

(2) 関連精神障害の治療

　急性中毒，離脱症状に対する治療を終え，治療が次の段階に入ってくると，合併するさまざまな精神・身体障害に治療の焦点が移り，それらの病態の鑑別，評価，治療が必要である。

　この段階で対象となる精神障害としては，次のようなものがあげられる。

①依存性物質の長期大量摂取に隋伴する栄養障害，血管障害，肝障害その他の身体障害に基因する器質性脳障害

　健忘症候群，痴呆，症状精神病，その他遷延性離脱症状を含む比較的軽症な器質性脳障害

②物質関連精神病性障害

　アルコール幻覚症，アルコール嫉妬妄想，アンフェタミン・コカイン精神病，その他の幻覚妄想状態，抑うつ状態，フラッシュバックなど。

③他の精神障害の合併

　気分障害，統合失調症，不安性障害，摂食障害，反社会性人格障害，境界型人格障害など。

④適応障害や心因性障害

　上記の精神障害の改善をはかり，統合力と健康度を増すことは，依存のリハビリテーションへ向かう基盤をつくる上でも重要である。なお，関連身体障害の治療の詳細は他の成書に譲りたい。

(3) 依存のリハビリテーション

a) 精神医学的面接

　意識状態や精神症状の回復に応じて，可能な範囲からリハビリテーションへの方向づけを踏まえてさらに詳しい病歴，生活歴の聴取を行う。また，並行して家族からも情報を得る必要がある。これらは，おのおのの患者に応じた具体的な治療目標を設定する上で大切な判断材料となる。

　従来，依存症者の否認（denial）や合理化（rationalization）など比較的単純な防衛が問題とされることが多いが，その一因として，治療者側にも，気持ちのどこかで相手を非難していることがありうる。また，依存治療への動機づけが十分に熟していない段階で，早急に断酒・断薬を強いることへの反発が働いていることもある。このような場合，病歴そのものの信頼度も低いものになってしまう。

　診察は，大切な治療の第一歩なので，お互いに率直で信頼し合える関係を築き，患者さん自身が率直に自己評価のできる下地を築く必要があろう。依存問題を自分自身の問題として受け止め，取り組んでいく姿勢を養うことこそ，依存症治療の大切な眼目である。面接を通しての最初の作業は，治療全体の流れの中でも大変重要な位置を占めるので，治療者は多忙な中でもできるだけ多くの時間をさき，病歴と生活歴，家族や仕事の状況，パーソナリティなどの理解に努めるべきであろう。

b) 配偶者（家族）との面接

　配偶者（あるいは，一緒に生活している家族）も依存症者の依存状況に深く巻き込まれて

いるので，その陳述がいつも客観的というわけにはいかない。配偶者にも怒りや自己防衛による合理化が働いており，双方の情報を総合し，できるだけ正確な評価に達するようにするが，配偶者の味わっているフラストレーションは十分くみ取る必要があろう。

また，配偶者との面接は，配偶者自身の回復につながるものでなければ，その意味が薄れてしまうので，これまで報われることの少なかった配偶者と依存症者間の行動パターンを理解し，より効果的で相互的・主体的な対処法を模索する方向で面接を進めていく。

c）リハビリテーションの目標と方法

次に，各種の物質依存のリハビリテーションに共通した目標と方法について，その概略を述べる。

① 断酒・断薬の達成と継続が，今後の安定した生活パターンを築く上で不可欠である。最終的な治療目標は，依存性物質を摂取しなくても十分に人生を享受でき，自己実現を果たしていけることである。

② 単一の方法よりも，いくつかのアプローチを組み合わせて対処するほうが効果的であり，個人のニーズにも応じることができる。以下の方法が利用されている。

　a) 個人精神療法

　b) 薬物療法：依存に対する薬物療法としては，①アルコール依存に対する抗酒薬療法（disulfiram, cyanamide），②オピオイド依存者のmethadoneへの置換・維持療法と麻薬拮抗薬naltrexoneによる治療，③リハビリテーション経過中にみられる精神病状態，抑うつ状態，不安状態に対する向精神薬療法などがある。また，欧米ではアルコール依存の再発抑止薬としてnaltrexone, acamprosate（calcium acetyl homotaurinate）が使用されている。

　c) 認知行動療法

　d) 集団精神療法

　e) 家族療法

　f) デイケア

　g) 自助グループ：断酒会，Alcoholics Anonymous（AA），Al-Alateen, Narcotics Anonymous（NA）

　h) Drug Addiction Rehabilitation Center（DARC）など治療共同体を基盤とした入所リハビリテーションプログラム

　i) 保健所，宗教団体，ボランティア組織の行っている治療的・教育的プログラム

　j) 職業訓練

　k) 保健所，福祉事務所との連係

③ リハビリテーション・プログラムは，精神科医，看護師，保健師，ソーシャルワーカー，臨床心理士，家族，自助グループの人々など多くの人々の協力と連係により成り立つ，その中で，精神科医は，治療の最初の段階での医学的な診断と評価，解毒，合併症の治療，その後のリハビリテーションへの導入と自助グループへの紹介など，全体の流れを見通しながら中心的な役割を担うものと思われる。

④ 断酒・断薬への意志は，常に一定しているとは限らず，生活状況の中で強まったり弱まっ

たりするので，長期的なヴィジョンで見守り，支えていく必要がある．再摂取があった場合も，それを決定的な失敗と位置づけず，その中からお互いが冷静に学び取り，次のステップへつなげるセンスが求められる．

⑤物質依存症の治療には，さまざまな程度の制約が含まれることが多い．直接，患者に説得できることもあるが，緊急事態には，精神保健福祉法に基づく医療保護入院や措置入院を行うこともありうる．また抗酒薬の服用や治療上必要なリミット・セッティングのさいには，十分な説明と同意が必要である．これらの手続きは，治療者―患者間の信頼関係にとってもおろそかにできない事柄である．

⑥治療者は，慢性的で再発の多い患者からフラストレーションを味わされることも多く，忍耐強い関与を求められる．患者の今後の可能性や限界設定などを現実的に検討し，ある程度，保護的な治療を行わざるをえない場合もある．

⑦失職者やホームレスの人に対しては，ソーシャルワーカーや福祉事務所の協力を得ながら社会的，職業的なリハビリテーションを行い，家庭や職場，コミュニティへの復帰が必要である．

文　献

1) American Psychiatric Association : DSM-IV 精神疾患の分類と診断の手引，高橋三郎，大野　裕，染矢俊幸（訳），医学書院，東京，1995
2) Edwards G, Gross MM, Keller M, et al（eds）: Alcohol-related Disabilities, WHO Offset Publication, No. 32, WHO, Geneva, 1977
3) Edwards G : アルコール症治療の手引き―診療・援助にたずさわる人のために―，清水　信，森岡　洋（訳），医学書院，東京，1987
4) Galanter M, Kleber HD（eds）: The American Psychiatric Press Textbook of Substance Abuse Treatment, American Psychiatric Press, Washington DC, 1994
5) 倉光正之，奥村幸夫，倉光正春ほか：アルコール・ペラグラ精神病の臨床―1剖検例を含む6症例―．精神神経学雑誌 93 : 1-19, 1991
6) Miller NS（ed）: Principles of Addiction Medicine, American Society of Addiction Medicine, Chevy Chase, Maryland, 1994
7) 大原健士郎，田所作太郎（編）：アルコール・薬物依存―基礎と臨床―，金原出版，東京，1984
8) 斎藤学，高木敏，小坂憲司（編）：アルコール依存症の最新治療，金剛出版，東京，1989
9) Schuckit MA : Drug and Alcohol Abuse : A Clinical Guide to Diagnosis and Treatment, Klewer Academic and Plenum Publishers, New York, 5th ed, 2000
10) 洲脇　寛（編）：精神医学レビュー No.16 : アルコール依存，ライフ・サイエンス，東京，1995
11) 渡辺明治：潜在性肝性脳症―その診断と治療―．医薬の門 29（4）: 164-174, 1989
12) World Health Organization : ICD-10 精神および行動の障害―臨床記述と診断ガイドライ

ン―，融　道男，中根允文，小見山　実（監訳），医学書院，東京，1993

初出，洲脇　寛：物質（アルコール・薬物）依存と中毒．風祭元編，向精神薬療法ハンドブック，改訂第3版．南江堂，東京，1999．103-128頁に加筆．

第3章 物質依存症の臨床―各論―

次に，わが国で遭遇する機会の多い物質依存，①アルコール，②睡眠薬・抗不安薬，③鎮痛薬，④タバコ，⑤有機溶剤，⑥アンフェタミン類・コカイン，⑦オピオイド，⑧大麻を取り上げ，それらの急性中毒，離脱症状，関連精神障害，依存に対する治療など，各々の物質依存に特徴的な点を中心に述べてみたい。

1. アルコール依存症―診断と治療の実際―

(1) 急性中毒の診断と治療

アルコールの過量摂取は，中枢抑制作用をもたらすが，普通，血中アルコール濃度が200 mg/dl以上になれば，意識障害や心肺機能の低下を生じうる中毒量とみなされる。血中濃度350 mg/dlで死亡例の報告があり，450 mg/dl以上になれば半数が1～2時間で死亡している。もし，睡眠薬，抗不安薬，抗うつ薬，抗精神病薬などの中枢抑制薬が同時に摂取されると，さらにその抑制効果は増強される。

診断には，アルコール臭，同伴者の情報などが参考になる。ときに混乱（confusion）や興奮，幻覚妄想などの精神病症状を伴うこともある（異常酩酊）。バイタル機能や神経学的徴候を十分チェックする必要がある。徐脈，呼吸数の低下，低体温，血圧低下などバイタル機能の低下をきたし，腱反射や痛覚反応なども全般的に減弱する。血液および尿を採取し，アルコールその他の薬物のスクリーニング，血糖値の測定などを行い，重症例では血液ガス濃度もチェックする。

必要とされる救急治療は，何よりも呼吸，循環を確保し，ショック症状を防止することである。その間，電解質異常，感染症，硬膜下血腫などの合併障害をチェックし，アルコールが代謝される間の全身状態をできるだけ良好な状態に維持・管理する。

(2) 離脱症状

a) 症状と経過

アルコール離脱症状が，一連のシリーズとして出現することは，すでにVictorらによって明らかにされている。すなわち，断酒後6～8時間でふるえ，落ち着きなさ，衝動的飲酒欲求（craving）などが出現し，やがてけいれん発作（24～48時間後）を伴うようになり，48～72時間後にはせん妄状態に移行する。もし栄養障害や身体疾患，Wernicke-Korsakoff脳症などの合併症がなければ，4～5日後には回復に向かう。

早期の離脱症状としては，発汗，頻脈，呼吸数増加，軽度の体温上昇などの自律神経症状と，振戦，腱反射亢進などが認められ，食欲不振，嘔気，嘔吐などの消化器症状，抑うつ，

焦躁感などの気分変調を伴うことが多い。軽症例では，早期離脱段階で終息することが多い。

重篤な離脱症状として，治療上注意を要するものは，けいれん発作とせん妄である。けいれん発作を呈する例は，現在では，アルコール依存症で受診する患者の5％以下といわれ，それらの例では，1〜数回の大発作型けいれん発作をきたすが，てんかん重積状態にいたることはまれである。

離脱せん妄は，従来，振戦せん妄（delirium tremens）と呼ばれてきたもので，早期離脱時より重篤な自律神経症状（120/分以上の頻脈，38℃以上の体温上昇など）と粗大な振戦を伴う意識障害（せん妄）に特徴がある。意識障害は，普通，幻覚（幻視，幻触が中心），興奮を伴い，動揺性の経過を示す（夜間や暗所で増悪）。意識レベルが比較的良好なときは，幻覚症状も軽減する。身体合併症を認める患者は，せん妄に発展しやすく，生命の危険を伴うことがあるので，早期にチェックを行い，離脱せん妄にそなえての対応が必要である。

これらのいわば急性の離脱症状は，合併症がなければ，普通，1週間以内に消退するが，その後も，不安，不眠，焦躁，抑うつ，軽度の振戦と自律神経症状などが，数週〜数カ月にわたって持続することがあり，遷延性離脱症状（protracted withdrawal）と呼ばれている。この遷延性離脱症状は，アルコール摂取に関連したさまざまな要因の関与（とくに軽度のorganic brain syndrome）との区別がむずかしく，ICD-10，DSM-Ⅳの診断基準の中には採用されていないが，臨床上，よく遭遇する病態であり，再飲酒の契機となるので注意を要する。

b) 治療

離脱期の治療にあたっては，まず，次の二点に留意しておく必要があろう。

①離脱症状と身体合併症が重なると，全身状態をいっそう重篤にする危険があるので，合併障害への十分な検索と対応を行う。

②アルコールの代謝に際しては，サイアミンその他のビタミン類を消費する。また，アルコールが吸収される上部小腸では，多くのビタミン類も吸収される。過量飲酒は，ビタミンの吸収を阻害するといわれている。一見栄養障害のなさそうなアルコール依存症者も，サイアミン，ニコチン酸，葉酸などが欠乏している場合が多いので，それらの成分を含む複合ビタミン剤の投与が望ましい。それによって，栄養障害に基因する器質性脳障害の予防・治療や離脱症状の緩和に役立つ。

離脱症状に対する薬物療法は，自律神経症状や不安・焦躁感を軽減し，患者の安心感と安全を確保し，けいれん発作や振戦せん妄といった重篤な離脱症状を予防することである。ひとたび，せん妄まで発展してしまうと有効な治療方法がなく，対症的な治療を行うこととなる。

アルコール離脱症状には，交叉耐性を有するバルビツール酸系やベンゾジアゼピン系薬剤が有効であるが，中でも神経毒性や呼吸・循環系の抑制の少ないベンゾジアゼピン系薬剤が安全性の面からも推奨される。ベンゾジアゼピン系薬剤の中には，long-actingな薬剤とshort-actingな薬剤があるが，一般には，long-actingの薬剤（diazepam, chlordiazepoxideなど）のほうが血中濃度の下降が緩やかなので，スムースな離脱を行いやすい。最初の24時

間以内に離脱症状を抑えるに十分な薬剤量まで比較的急速に飽和する。もし，途中で過鎮静の徴候（傾眠，失調など）がみられた場合は，しばらく増量を控え，経過を観察しながら飽和量を決める。その後，1～2週間をかけて，1日10～20％宛減量する。

肝障害や脳器質障害を有する人，高齢者などには，long-actingの薬剤は蓄積を生じやすいので，過鎮静に気をつける。この点，short-actingな薬剤のほうが適してはいるが，頻回の投与が必要であり，もし薬物自体の退薬がアルコール離脱と重複すると，離脱症状を増強し，けいれんやせん妄の危険を増すので注意を要する。lorazepam, oxazepamは活性代謝物質を持たず，グルグロン酸抱合により不活性化されるので，体内蓄積が少なく，高齢者や肝障害を有する人にはよいとされている。

そのほか，離脱症状の治療薬としては，clonidine（α-アドレナリン作動薬）やpropranolol（β-遮断薬）が試みられたが，これらの薬物は，振戦，頻脈，血圧上昇など自律神経症状には効果があるが，不安やけいれん発作，飲酒衝動（craving）には，ほとんど効果がないといわれている。自律神経症状だけを抑えてしまうと，離脱症状の経過がマスクされ，けいれん発作や振戦せん妄の予知がむずかしくなる。haloperidolやchlorpromazineなどの抗精神病薬も，振戦せん妄に対して対症的に用いられることはあるが，離脱症状そのものへの効果は疑わしい。また，けいれん発作に対してphenytoin, carbamazepine, sodium valproateなど抗てんかん薬の投与は，もともとてんかん発作を有する例は別として，離脱けいれんに対してはベンゾジアゼピン系薬剤単独投与以上の有効性は示されていない。

c）離脱せん妄の治療

離脱せん妄に発展してしまうと，病態そのものを和らげたり，短縮させることが難しいので，一般的・支持的な対処が大切である。合併身体障害にせん妄が加わると致死的になることがあるので，合併障害の十分な検索を行う。また，脱水や栄養状態，電解質をチェックし，全身状態をできるだけ良好な状態に保つようにする。そのほか，けいれん発作やせん妄中の事故を防ぐべく，十分なモニタリングと保護的な管理を行う。haloperidolなどの抗精神病薬や比較的大量のベンゾジアゼピン系薬剤が，鎮静の目的で用いられることがあるが，過鎮静や血圧・けいれん閾値の低下に注意する。

(3) 器質性脳障害

アルコール関連器質性脳障害の中で遭遇する機会の多いものとして，Wernicke-Korsakoff脳症，ペラグラ脳症，肝性脳症，硬膜下血腫を取り上げておきたい。このうち，Wernicke-Korsakoff脳症，ペラグラ脳症は，離脱せん妄との鑑別が必要なことが多く，可逆的な段階で治療が施されれば，治療に期待が持てる。とくに遷延するせん妄に対しては，器質性病変を疑っての検索を行い，たとえ診断が確定できない場合も，治療的診断の意味合いを込めてサイアミンやニコチン酸の投与を行う価値がある。

a）Wernicke-Korsakoff脳症

Wernicke-Korsakoff脳症は，Wernicke脳炎，Korsakoff精神病として別個に報告されていた脳症が，サイアミン（ビタミンB_1）欠乏によって生じる同一疾患のおのおの急性型，慢性型であることが明らかとなり統合されたものである。Wernicke-Korsakoff脳症は，従来考

えられていたほどまれな疾患ではないことを念頭に置いておく必要があろう。

急性型のWernicke脳症では，意識障害，眼症状，失調性歩行の三主徴が出揃うことはまれで，離脱せん妄との鑑別の困難なことが多い。そのため，離脱症状に対してビタミンB1を比較的大量に投与すべきだとする意見が多い。離脱期には，他のビタミン類も低下していることが多いので，B2，B6，B12，葉酸，ニコチン酸なども総合的に補給する。ビタミンの単独大量投与は，他のビタミン類とのバランスを損い，相対的欠乏を招くおそれがあるといわれている。また，ブドウ糖を代謝するtransketolaseは，サイアミンを補酵素としているので，ブドウ糖の大量点滴は，サイアミン欠乏を起こしやすいので注意を要する。

最近，MRIが，Wernicke脳症の診断方法として有力視されているが，それでも確定診断を下すことが困難な場合もある。Wernicke脳症が疑われるさいは，早急に活性型ビタミンB1（cocarboxylase）100～300mg/日の静脈内投与を開始し，1～3週間つづける。非可逆性変化の生じる以前の早期治療が重要である。その後も1～3ヵ月間サイアミンの経口投与をつづけるが，水溶性ビタミンB1（thiamine hydrochloride）の経口投与は血中濃度を高めにくいといわれている。

Korsakoff脳症に移行すると，サイアミンへの治療的反応が鈍くなり，記憶障害は慢性化しやすい。しかし，軽症例では，1～2年の長期経過で改善がみられることもあるので（代償的な修復を含む），長期的な展望に立って①断酒の継続，②バランスのとれた食生活，③日記や記憶の反復練習などを含めた総合的なリハビリテーションをつづける。

b) ペラグラ脳症

ペラグラ脳症は，ニコチン酸欠乏によって生じる疾患で，ニコチン酸は，ミトコンドリア内のnicotinamide adenine dinucleotide（NAD）合成に関与し，その欠乏は，ミトコンドリアの機能障害を起こすと考えられている。皮膚炎（Dermatitis），下痢（Diarrhoe），痴呆（Dementia）の3Dが三主徴として知られているが，三主徴を満たす症例は少なく，皮膚症状を欠いていたり，消化器症状も非特異的なことが多い。精神症状に関しては，せん妄，抑うつ・躁状態，幻覚妄想状態など多彩で，動揺性の経過をとるのが特徴である。

単身・高齢アルコール依存症者は，栄養障害に陥りやすく，Korsakoff脳症と並んでペラグラ脳症も日常臨床で遭遇する機会がある。ペラグラ脳症は，治療が早ければ完治しうるだけに，疑わしいときは，ニコチン酸を投与すべきであろう。

ニコチン酸そのものの投与は，胃腸障害や尿酸血症を起こすことがあるので，nicotinic amideが推奨されている。nicotinic amideの比較的大量投与（500mg/日程度）によく反応し，普通1～2週間で改善の徴があるが，投与を中止すると再燃しやすいので，その後も300mg/日程度の投与を6ヵ月くらい続行する[3]。

c) 肝性脳症

肝性脳症は，高度の肝障害に伴う代謝障害と密接に関連しながら意識障害を中心とした多彩な精神神経症状を呈する脳症である。アルコール性肝硬変では，慢性再発型の肝性脳症を伴うことが多い。くも状血管腫，女性化乳房，腹水，食道静脈瘤，血中アンモニア上昇などを認め，精神神経症状としては，もうろう状態，せん妄，昏睡などの意識障害エピソードと，人格変化，知能低下，構音障害，錐体外路症状などが認められる。

また，最近，臨床的には意識障害などの精神神経学的異常の認められない代償性のアルコール性肝硬変においても，鋭敏な精神機能検査を行うと異常が発見される潜在性肝性脳症が注目されている。これらの症例では，言語性能力に異常はないが，動作の迅速性，正確性，注意力など動作性能力の低下のため，自動車事故や労働災害を起こしやすい。画像上，高率に前頭葉萎縮を認め，血中アンモニア値が精神機能検査の低下とよく相関するといわれている。どのくらいの期間で顕性脳症に移行するかは明らかではないが，早期治療による顕性脳症への進展防止が課題と考えられている[7]。

慢性型肝性脳症の治療に関しては，門脈大循環シャントによる腸管内アンモニアの直接脳への侵襲が主要な要因と考えられており，アミノレバンや植物性蛋白質，ラクツロース，非吸収性抗生物質などの投与による腸内アンモニア産生の抑制と便秘の改善が必要である。

d）硬膜下血腫

アルコール依存症者は，酩酊時の頭部外傷や肝障害に伴う出血傾向のため，硬膜下血腫を起こしやすい。外傷の記憶が定かでないことが多いので注意を要する。急性〜亜急性に生じる物忘れや傾眠傾向，ふらつき，半身不全麻痺などが認められるときは，CT，MRI，などの画像検索が必要である。血腫除去により大部分の症例が回復するので，早期診断が大切である。

(4) 精神障害

ここでは，アルコール依存症の経過中に比較的よく遭遇し，器質性脳障害に該当しない精神障害として，①アルコール幻覚症，②アルコール嫉妬妄想，③精神障害の合併，④その他の不安と抑うつを取り上げたい。これらの精神障害に対する向精神薬の選択は，患者の示す精神状態像と薬物の臨床薬理特性によって決められる。また，治療を入院で行うか外来で行うかは，病識の程度，自殺，暴力行為・その他の行動化の危険性，本人の希望，家族状況などを総合して決定される。

a）アルコール幻覚症

アルコール幻覚症においては，離脱せん妄と違って意識障害や自律神経症状が著明でなく，幻聴に限定された体験が，普通，数週〜数ヵ月間持続する。妄想型統合失調症，覚醒剤（メタンフェタミン）精神病などとの鑑別を要する。前者とは，統合失調症に特徴的な思考障害や陰性症状，接触性などを考慮して鑑別をはかるが，実際には経過をみないと区別のむずかしい場合もある。後者に関しては，アルコールと覚醒剤の多剤依存例で，不法薬物の覚醒剤を否認している場合があるので注意を要する。疑わしいときは，尿検査が必要である。

アルコール幻覚症に対する薬物治療は，haloperidol，risperidoneなどを幻聴が消失するまで比較的急速に漸増し，しばらく維持したあと，漸減する。興奮や焦燥感を伴うときはlevomepromazineを加える。

b）アルコール嫉妬妄想

アルコール嫉妬妄想には，それほど治療的介入を行わなくても断酒後消退するものから持続性のものまで，かなりな幅があるので，嫉妬妄想の程度を正確に評価することが大切である。配偶者からの情報が欠かせない。

向精神薬治療としては，sulpiride，risperidone，thioridazine，haloperidol などが，症状の程度に応じて選択される。

c) 精神障害の合併

飲酒習慣の普及に伴い，今日では，不安性障害，感情障害，統合失調症などにアルコール依存が合併することがまれでない。また，反社会性，情緒不安定性などの人格障害とアルコール依存の親和性は，従来から指摘されていることである。これらの合併精神障害に伴う不安，不眠，緊張，焦躁感，罪責感などに対してアルコールが自己治療（self-medication）の目的で摂取されるわけである。しかし，飲酒は一時的な安らぎをもたらしてくれるに過ぎず，二日酔や離脱期にはかえって精神症状が悪化し，さらに深酒を重ねるという悪循環が繰り返される。

依存の治療（断酒の継続と依存性物質を離れたライフスタイルの形成）と合併する精神障害の治療を並行して行うが，合併精神障害の治療に関しては，他の成書を参照していただきたい。

d) その他の不安と抑うつ

上記の不安性障害やうつ病ほど定型的な精神障害ではないが，不安・不眠・抑うつ・神経衰弱症状・自律神経症状が，離脱後数週間を過ぎても持続することがある。これらの症候は，一般に離脱後情動障害（post-withdrawal affective disturbance）という概念でとらえられているが，Schuckit，小宮山らは，遷延性離脱症候（protracted withdrawal）としてこの症候を理解しようとしている[6]。しかし離脱後情動障害は，離脱症候以外に，①慢性過量飲酒による中枢神経障害，②頭部外傷や栄養障害の関与，③社会・経済・対人的な生活面の困難さ，④抜け殻（defeat depression hypophoria）症候群など多因子的な成因が想定される。これらの症候の多くは，3〜12カ月のうちに改善に向かう。

薬物療法は，おのおのの症候に応じて対症的に行われるが，肝要な点は，こうした不安・抑うつから再飲酒につながることが多いので，患者，家族にこの病態についてよく説明し，離脱後の1年間を無事に乗りきることである。

(5) アルコール依存症における向精神薬療法の留意点

各種精神障害に対する向精神薬の選択は，基本的には，アルコール依存症以外の場合と変わりないが，アルコール依存症においては，①肝障害，脳器質障害，加齢に伴う耐性の変化と，②アルコールと薬物との相互作用，交叉耐性の問題，および③抗酒薬とアルコールの相互作用について十分な注意が必要である。離脱後のさまざまな精神状態に対して使用頻度の高い向精神薬は，①ベンゾジアゼピン系薬剤などの抗不安薬，②抗うつ薬，③フェノチアジン系，ブチロフェノン系など従来型の抗精神病薬と非定型抗精神病薬（SDA，MARTA），④リチウムその他であろう。これらの薬物の使用上の留意点についての詳細は他の成書に譲ることとし，ここでは，抗不安薬についての若干の指摘にとどめる。

アルコール依存に対しては，ベンゾジアゼピン系薬剤をはじめ，依存を形成する薬物は，できるだけ使用を控えるのが原則的な考えとなっているが，前述したように，離脱期を過ぎても，不安や不眠が持続する症例がある。もし，再飲酒につながる強い不安，不眠を少量の

ベンゾジアゼピン系薬剤で改善することができれば，投薬を行うべきだという意見がある（Kissin, 1977）。その論拠として，たとえベンゾジアゼピン系薬剤依存が起こったとしても，アルコール依存よりはるかに害が少ない点があげられる。このさい，Kissin（1977），Wolfら（1990）は，diazepam，lorazepam，alprazolam などよりも chlordiazepoxide を依存形成能の低い抗不安薬として推奨している。また，欧米では，セロトニン受容体作動薬であるbuspirone が，diazepam より鎮静作用が弱く，アルコールとの相互作用や依存形成能の低い薬物としては推奨されている。

(6) 依存症の治療とリハビリテーション

物質依存症のリハビリテーションに共通する原則的なアプローチについては前述したので参照願いたい（38-42頁）。アルコール依存（38-42頁）は，他の物質依存（38-42頁）に先がけて治療システムの開発がなされてきた領域なので，前述の原則的アプローチもアルコール依存症のリハビリテーションをモデルにしたものが多い。

また，さまざまな治療方法を駆使して，実際に行われているアルコール依存症の一般的な治療過程を表3-1-1に示す。なお，急性中毒や離脱症状で救急外来を訪れる場合もあるので，その際は解毒が先行するので，①導入期と②解毒期は，順序が逆になることもある。

ここでは，アルコール依存症のリハビリテーションの段階で必要とされる薬物療法として，抗酒薬および craving を抑え再飲酒を予防する薬物として欧米で使用されている naltrexone, acamprosate（calcium acetyl homotaurinate）に触れておきたい。

a) 抗酒薬

抗酒薬は，アルコールが摂取されると生体に不快反応を生じさせる薬物であり，現在わが

表3-1-1 アルコール依存症の治療過程

治療過程	① 導入前	② 解毒期	③ 積極的治療期	④ 継続治療期
対処点	●アルコール関連問題・関連障害（肝障害，家庭内不和，警察沙汰，精神症状など）	●依存的飲酒の中断，離脱症状への対応	●精神依存（衝動的飲酒欲求，飲酒中心思考など）への対処 ●アルコール関連障害の治療	●再飲酒危機への対処 ●家庭内問題への対処 ●就　職
目　標	●病気としての理解 ●治療への動機づけ	●断　酒 ●解　毒	●依存の洞察 ●精神の安定化 ●社会生活技能の向上 ●身体障害の改善	●禁酒の継続，ストレス対処行動の獲得 ●家族の回復 ●生活の安定化
方　法	●家族の協力 ●家族の教育 ●職場，内科医の協力，教育，説得	●ベンゾジアゼピン系薬剤 ●補　液 ●入院治療	●集団精神療法，家族療法 ●デイケア ●断酒会，AA ●内観療法，行動療法 ●抗酒薬 ●身体治療	●断酒会，AA ●外来治療 ●抗酒薬 ●家族療法

国で臨床に供せられているのはdisulfiramとcyanamideである。これらの薬物は，いずれもアセトアルデヒドを酢酸に酸化するアルデヒド脱水素酵素（aldehyde dehydrogenase：ALDH）の働きを阻害し，血中アセトアルデヒド濃度を上昇させ，フラッシング反応，頻脈，動悸，血圧低下，嘔吐などを生じさせる。こうした反応は，cyanamideよりもdisulfiramのほうが強く，重篤例（多くは，disulfiram500mg/日以上とアルコールの大量摂取による）では，徐脈や心停止，けいれん，認知障害をきたすことがある。

なお，apomorphine, emetineなどの催吐薬が，かつて嫌悪条件づけ療法として用いられたことがあったが，disulfiramの開発以後はほとんど用いられていない。

① disulfiram：disulfiramは経口摂取によりほとんど完全に生体に取り込まれ，diethyldithiocarbamate（DDC）に代謝され（DDCも酵素系を阻害する），さらにcarbon disulfideなどに代謝される。このcarbon disulfideが呼気中に排泄され，不快臭を発するので，コンプライアンスの目安となる。

disulfiramの作用時間は長く，新たなALDHが産生され，アルコールが，disulfiram-alcohol反応を起こすことなく摂取されるには2週間程度を必要とする。

また，disulfiramは，ALDH以外にdopamine betahydroxylase（DBH）を阻害する。disulfiramはchlordiazepoxideやdiazepamの排泄をおくらせるが，排泄前にhydroxylationを必要としないoxazepamやlorazepamには影響はない。そのほか，imipramine, desipramine, phenytoinなどの排泄もおくらせ，血中濃度を上昇させるので，disulfiram服用時には，これらの薬物の投与量の調節が必要である。また，アルコール含有食品もdisulfiramと反応を生じるので患者に告知しておいたほうがよい。

disulfiramの一般的に副作用としては，傾眠，多発神経炎，肝障害，血圧上昇などがある。また，disulfiramとDDCは，DBHを阻害しドパミンレベルを上昇させるので，精神病様症状をきたしたり，統合失調症を増悪させることがあるので注意を要する。

普通，100〜250mg/日を経口投与する。それ以上高用量を用いても副作用と毒性を増すだけで有用性は少ない。disulfiramのコンプライアンスを増すためには，他のリハビリテーションプログラムが並行して持たれる必要がある。

② cyanamide：cyanamideも，disulfiramと同様にALDHの働きを阻害するが，作用時間は1日以内と短い。また，cyanamideは，disulfiramに比べ他の酵素系を阻害しないので，副作用や精神病惹起作用は軽微である。しかし，Yokoyamaら（1995）は，cyanamideを投与されたアルコール依存症者が再飲酒を繰り返すと，肝生検でground-glass inclusionに加えてacidophillic bodyやportal inflammationを多く認めるようになるため，重度の肝障害を有してたり[1]，再発を繰り返すアルコール依存症者へのcyanamideの投与は慎重かつ短期間に限るべきだとしている。

③ naltrexone：オピオイド拮抗薬のnaltrexoneが，動物実験でアルコール摂取を減少させることが示され，飲酒の強化効果の一部は，オピオイド神経伝達系によっていると考えられている。アルコール依存症者に対するプラセボとnaltrexoneの二つの二重盲検試験によってnaltrexoneが有意に再飲酒を抑止することが示され，米国で実用に供されるようになった。

④ acamprosate：acamprosate（calcium acetyl homotaurinate）は，タウリン，グルタミンに似た活性アミノ酸で，グルタミンの興奮を抑制するGABA様作用を有している．動物実験でアルコール摂取行動を抑制することが示され，欧州9ヵ国で二重盲検試験が行われ，断酒率，断酒期間，治療継続率で有意差が示され，欧州各国でアルコール依存の再発予防薬として承認され使用されている．

文　献

1) Edwards G：アルコール症治療の手びき─診療・援助にたずさわる人のために─，清水　信，森岡　洋（訳），医学書院，東京，1987.
2) Galanter M, Kleber HD（eds）：The American Psychiatric Press Textbook of Substance Abuse Treatment, American Psychiatric Press, Washington DC, 1994.
3) 倉光正之，奥村幸夫，倉光正春ほか：アルコール・ペラグラ精神病の臨床─1剖検例を含む6症例─．精神神経学雑誌93：1-19, 1991.
4) Miller NS（ed）：Principles of Addiction Medicine, American Society of Addiction Medicine, Chevy Chase, Maryland, 1994.
5) 斎藤　学，髙木　敏，小阪憲司（編）：アルコール依存症の最新治療，金剛出版，東京，1989.
6) Schuckit MA：Drug and Alcohol Abuse：A Clinical Guide to Diagnosis and Treatment, Plenum Publishing Corporation, New York, 4th ed, 1995.
7) 渡辺明治：潜在性肝性脳症─その診断と治療─．医薬の門29（4）：164-174, 1989.

初出，洲脇寛：物質（アルコール・薬物）依存と中毒．風祭元編，向精神薬療法ハンドブック，改訂第3版，南江堂，東京，1999. 114-122頁に加筆．

2. アルコール関連障害─様々な局面における評価と対応─

(1) 病的酩酊
a) 病的酩酊の概念

　現在の我が国の病的酩酊の概念は，主として司法精神医学上の必要性から形成されてきたものである。酩酊下の犯罪は，今なお多数を数え，酩酊犯罪の評価と責任能力の問題は，今日においても重要な司法上の問題であることに変わりない。考えてみると，酩酊そのものがアルコールという精神作用物質による急性中毒であり，正常心理からは多かれ少なかれ逸脱しているので，普通酩酊（単純酩酊）と異常酩酊の境界は必ずしも明瞭ではない。

　こうしたアルコール酩酊下の犯罪に対して，どの程度の異常を例外的な酩酊として免責すべきかについては，すでに19世紀末からヨーロッパを中心に多くの議論が展開されてきたわけである。最近では，飲酒行動そのものは本人の自由意志に基づくものなので，その結果としての酩酊犯罪についても，"原因においては自由な行為（actio libera in causa）"という考えから，酩酊犯罪の責任能力に関して刑事政策的にかなり厳しい態度がとられる傾向にある。

　また，従来，酩酊を普通酩酊と病的酩酊に二分する二分法に基づき診断評価を行う者と，両者の間に中間型を認め三分法をとる者がいるが，現在，我が国で利用されている代表的な酩酊分類であるBinderの分類では，三分法が採用されている[3, 8]。すなわち，そこでは単純酩酊と異常酩酊に分けられ，異常酩酊はさらに単純酩酊とは量的に異なる複雑酩酊と質的に異なる病的酩酊に分類されている。後述するように，病的酩酊と複雑酩酊のいちばんの鑑別点は，周囲の状況を把握できているか否かという"状況に対する見当識"の有無と，そのときの行為が状況との関連で了解できるか否かといった点に重点が置かれている。Binder以外にも，普通酩酊と病的酩酊の間にさまざまな呼称の中間型を提唱する学者は多く，青木の問題酔や小沼の破綻酩酊も複雑酩酊に近似した概念である。

　ところで，酩酊犯罪における責任能力に関して，Binder，中田らは原則として単純酩酊には完全責任能力，複雑酩酊には限定責任能力（心神耗弱），病的酩酊には責任無能力（心神喪失）が相当するとしている。ただ，酩酊時の異常行動は，アルコールの直接作用以外に，そのときの心身の健康状態や環境要因が関与し多因子的な成り立ちによることが多いので，症例ごとの詳細な検討を必要とすることはいうまでもない。

　いっぽう，病的酩酊という用語の使われ方について注意しなければならないことは，司法精神医学上用いられている病的酩酊と国際疾病分類の病的酩酊（ICD-10のpathological intoxication, DSM-Ⅲ-Rのidiosyncratic intoxication）の概念上の相違である[1, 13]。ICD-10に代表される国際分類では，病的酩酊を中毒を生じさせない程度の少量飲酒に限定しているが，我が国の司法精神医学上の病的酩酊は，酩酊時の弁別・判断能力の障害に重点が置かれており，重篤な精神病性の意識障害が生じた場合は，一般に病的酩酊とされ，中等量～大量飲酒によることも多い。しかし，ICD-10では，こうした中等量以上の飲酒による病的酩酊は病的酩酊ではなく知覚変容やせん妄を伴う急性中毒に分類される。

また，ここでのいちばんの関心事は，少量のアルコール摂取ではたしてせん妄やもうろう状態などの意識障害をきたし得るか否かという点である。この点について，アメリカ精神医学会DSM-Ⅳ作成委員会は，idiosyncratic intoxicationとしてこれまでに報告されている症例を検討した結果，診断の確定できる症例はほとんどなく，その診断的信頼性に疑問があるとして，DSM-Ⅳの診断コードからは削除されている[2]。しかし，脳炎や頭部外傷による脳障害，複雑部分発作（側頭葉てんかん），加齢に伴う脳の老化，向精神薬の併用，極度の疲弊状態や不安状態などが背景にあると，比較的少量の飲酒でも異常反応が誘発されやすいので，臨床医はそのことを心にとどめておく必要があろう[12]。

b）酩酊の分類と臨床像

ここではBinderの分類に沿って各酩酊型の特徴に触れておく。

①単純酩酊

普通酩酊，正常酩酊，尋常酩酊などとも呼ばれる通常の型の酩酊である。発揚期において異常な興奮はなく，入眠に至るまで見当識や外的態度はよく保たれる。気分は一般的に多幸的で，麻痺期に入った後に興奮が起こることはない。

しかし，酩酊にはかなりな個人差があり，酩酊が進むと感情が不安定となり，行動のコントロールも不十分となりやすい。たとえ犯罪行為に至らなくても，いわゆる悪酔いといわれる酩酊が認められやすくなる。単純酩酊と複雑酩酊の間にはさまざまな程度の問題酔を示す人が存するように思われる。

さらに泥酔状態に至ると，むしろ健忘が残るほうが一般的であろう（アルコール・ブラックアウト）。高度の酩酊のため自らの飲酒量についても健忘が生じ，不当に低い飲酒量を主張する場合もあり得る。また，Gruhleが指摘するように，深い泥酔状態ではふつう，精神面・身体面双方の麻痺症状が著明となるので，犯罪を犯すという行為そのものが難しくなると考えられる。

②複雑酩酊

青木の問題酔，小沼の破綻酩酊も，複雑酩酊に近似したところに位置づけられるので，ここではこれらを一括して述べることにする。

飲酒に伴い気分が刺激的となり，著しい興奮が出現し，その持続時間も比較的長い型の酩酊で，激情犯罪に至ることがある。個人により経過が定まっていることが多いので，病的酩酊よりも飲酒試験での再現性が高い。

内面のコンプレックスが顕現しやすく，行動は短絡的，暴発的となるが，状況に対する見当識は保たれており，行動には一応のまとまりがある。アルコールによる抑制の解除によって，未熟で破壊的な人格（素地としての生物学的レベルの人格構造を含む）が露呈したと解されることが多い。

③病的酩酊

前述したように，病的酩酊と単純酩酊，複雑酩酊との鑑別点は，"状況に対する見当識"および"行為の状況からの了解可能性"の有無である。病的酩酊においては状況に対する見当識が失われ，酩酊時の行動を状況から了解することが不可能となる。

ⅰ．もうろう型病的酩酊

病的酩酊の中核群で，もうろう性意識障害を特徴とする。幻想的，非現実的な内的世界に支配され，周囲の状況への認知は，あってもきわめて断片的なもので，認知の変容があり，状況に対する深刻な見当識障害が存する。こうしたもうろう状態下では，常同行為などの一人相撲に終始し，直接周囲に働きかけないことも多いが，時に暴力犯罪に及ぶことがある。また，病的酩酊においては，たとえ内的なコンプレックスや欲動の露呈をみても，それらは複雑酩酊に比し盲目的，断片的である。幻覚や被害妄想もしばしば認められる。記憶障害は必発で著明な健忘を残す。

ⅱ．せん妄型病的酩酊

せん妄性意識障害を特徴とし，アルコール依存症者に生じることが多く，アルコール離脱時にみられる離脱せん妄と症候学的な差異はない。はっきりした断酒の事実がなく，連続的な飲酒の経過中にせん妄状態が生じることがあるが，その際にも血中アルコール濃度の下降がせん妄発現に関連していることが多く，こうしたせん妄状態を病的酩酊の1型に含めるか否かについて問題が残されている。また，この場合，離脱初期にみられる一過性幻覚体験（transient hallucinatory experience）やアルコール幻覚症との鑑別が問題となろう。

せん妄状態では，多彩な幻覚と運動不穏を伴う意識障害に支配されるため，当然外界との関連が断たれ，見当識が失われる。あまりに精神内界が崩壊してくると，まとまった行動で周囲に対することができなくなり，犯罪学的意義は少なくなる。

c）病的酩酊の診断

病的酩酊の診断は，いまだ生物学的指標によって決定することができず，症候学に拠っているので，1例1例の詳細かつ総合的な臨床評価が必要である。また，前述したように司法精神医学上の病的酩酊は少量飲酒に限定されておらず，むしろ大量飲酒後の場合が多い。

病的酩酊の診断にあたってまず大切なことは，もうろう性〜せん妄性意識障害の確認であろう。こうした意識障害下にあっては，状況に関する見当識が大幅に障害され，あとに著しい健忘を残す。また，その間の行動は人格異質的，盲目的で，状況関連からの了解が困難である。こうした病的酩酊下の意識障害は，複雑酩酊での抑制解除による人格的破綻をはるかに超えるものである。

その他の鑑別点として，中田は身体的麻痺症状（言語障害，歩行障害）の欠如や急激な精神症状の発現をあげている。また，複雑酩酊は，経過が定まり持続も長いため，飲酒試験で再現されやすいが，病的酩酊の出現時期は一様でなく，麻痺期の後や睡眠後に出現する場合があり，飲酒試験による再現も容易でない。加藤は，アルコール血中濃度の屈折上昇型を病的酩酊で多く認めたとしており，参考になろう。そのほか，対光反射の減弱や脳波異常の出現などが指摘されている。

つぎに複雑酩酊や重度の単純酩酊以外に病的酩酊と鑑別を要する近縁の病態をあげると，以下のようなものがある。

①アルコール性寝ぼけ（Alcohol Schlaf-Trunkenheit）

これは，酩酊して一度寝こんだ後，寝ぼけの状態となって犯罪などを犯すもので，それらは症候的にもうろう型病的酩酊との区別が困難なので，病的酩酊と等価なものとして扱われることが多い[7]。

②ベンゾジアゼピン系薬物などとの併用
　アルコールとの相加作用によりいっそう強い酩酊をきたす。この場合，症候学的にはアルコール単独でみられるすべてのタイプの酩酊が出現しうると考えられる。
③アルコール誘発性低血糖
　栄養不良状態などで肝糖原減少時に，アルコール摂取が糖新生を抑制するために発症すると考えられる。
④その他の低血糖による意識障害
　低血糖時には，もうろう状態を含む多彩な意識障害がみられるので注意を要する。
⑤てんかん
　特に側頭葉てんかんでは類似のもうろう状態がみられることがある。
⑥詐病
　罪をのがれたり刑を軽くするため，嘘の陳述や誇張された陳述が行われることがある。

d）病的酩酊の基盤と誘因

　病的酩酊の素質的基盤として古くから，てんかん，躁うつ病，統合失調症，精神病質（人格障害）などがあげられてきたが，精神病的〜性格的偏位がなくても病的酩酊の発症をみることが少なくない。また，病的酩酊にはさまざまな誘因が存することが諸家により指摘されており，Hirschmannは飲酒以外にいくつかの要因が重なることによって発症しやすくなるとし，激しい情動体験や身体疲弊を重視している[4]。病的酩酊の基盤ないし誘因として，次のようなものがあげられる。

①アルコール乱用・依存
　うさ晴らしやストレス解消のための過量飲酒が多くなり，また家庭や仕事など社会生活上の乱れが背景にあると，異常酩酊をきたす頻度も高くなる。
②脳器質性障害
　外傷や脳炎後の脳器質性障害においては，アルコールに対する耐性が変化し，比較的少量の飲酒で異常な酩酊に陥ることがある。
③疲弊状態，身体衰弱状態
　極度の疲弊状態や重篤な身体疾患を有する場合も，アルコール耐性が変化し，少量のアルコール摂取で異常酩酊をきたすことがある。
④精神的・身体的変調
　心労や長期間の不眠などによる精神的・身体的変調においても，異常酩酊をきたしやすくなる。
⑤不規則・不摂生な生活状況
⑥強い情動体験
　飲酒後も情動興奮が持続し，無関係な対象にはけ口を求めることがある。
⑦新しい不慣れな環境
　新しい不慣れな環境で飲酒したとき，見当識が失われやすく，病的酩酊に発展することがある。
⑧暑さや急激な気温の変化

急激な気温の変化は，心身の変調や認知機能の障害をもたらしやすい。

文　献

1) American Psychiatric Association : Diagnostic and Statistical Manual of Mental Disorders, 3rd ed, p127-129, American Psychiatric Association, Washington DC, 1987.
2) American Psychiatric Association, Task Force on DSM-IV : DSM-IV Options Book : Work in Progress 9/1/91. pE10-E11, American Psychiatric Association, Washington DC, 1991.
3) Binder H : Über alkoholische Rauschzustände. Schweiz Arch Neurol Psychiatr 25 : 209-228, 36 : 7-51, 1935.（影山任佐（訳・解説）：精神医学 24 : 855-866, 999-1007, 1125-1140, 1982.）
4) Hirschmann J : Zur Kriminologie der akuten Alkoholpsychosen. Kriminalbiologische Gegenwartsfragen 6 : 55-69, 1964.
5) 影山任佐：アルコール犯罪研究．金剛出版，1992.
6) 影山任佐：アルコール犯罪と精神鑑定．アルコール依存，精神医学レビュー，No16（洲脇　寛編），p78〜86，ライフ・サイエンス，1995.
7) 元吉　功：ねぼけ，夢遊病．現代精神医学大系第24巻，司法精神医学（懸田克躬ほか編），p273-285，中山書店，1976.
8) 中田　修：病的酩酊．臨床精神医学 2 : 323〜328, 1973.
9) 中田　修：酩酊犯罪．現代精神医学大系第24巻，司法精神医学（懸田克躬ほか編），p79-90，中山書店，1976.
10) 柴田洋子，新井尚賢（編）：酩酊犯罪の精神鑑定，金剛出版，1984.
11) 洲脇　寛：病的酩酊．精神科Q&A2（森　温理，長谷川和夫編），p58-60，金原出版，1988.
12) 洲脇　寛：アルコール精神病―臨床的視点から―．精神科治療学 11 : 671-677, 1996.
13) World Health Organization : The ICD-10 classification of Mental and Behavioural Disorders : Clinical Descriptions and Diagnostic Guidelines. World Health Organization, Geneva, 1992.（融　道男ほか（訳）：ICD-10精神および行動の障害，臨床記述と診断ガイドライン．医学書院，1993.）

初出，洲脇寛：病的酩酊．日本臨床（1997年特別号，アルコール関連障害とアルコール依存症），55 : 303-305, 1997. に加筆．

(2) アルコール精神病

　ここでは，アルコール精神病について臨床的立場から概観するが，その中には，急性中毒や離脱症状によるもの，さらには精神病の合併まで広範な障害が含まれている。そこで，まず，アルコール精神病の概念とそこに含まれる精神病状態について整理しておきたいと思う。その後に，代表的なアルコール精神病について，最近の知見と動向を踏まえ概観する。

a) アルコール精神病の概念と分類

　私の手元にある比較的古い日本の精神医学教科書をひもといてみると，アルコール精神病としてとりあげられている項目は驚くほど似通っている。因みに，大月三郎著「精神医学」（文光堂，1978年発行）[16]では，アルコール精神病について，アルコール依存を基盤として生ずる急性あるいは慢性の精神病状態であるとし，振戦せん妄，コルサコフ精神病（アルコール性），アルコール幻覚症，アルコール妄想症（アルコール嫉妬妄想），ウェルニッケ脳炎，アルコールてんかん，アルコール痴呆がとりあげられている。病的酩酊については，急性アルコール中毒のなかで触れられている。1978年と言えば，ちょうどICD-9の精神疾患ガイドブック[24]が出版された年で，その頃我国でもようやくICD分類がゆき渡ってきており，ICD-8では，アルコール精神病として，振戦せん妄，コルサコフ精神病（アルコール性），アルコール幻覚症，アルコールパラノイア，そして，その他のコードの中にアルコール痴呆が加えられている。ICD-9も，ICD-8と似通っているが，アルコール性痴呆と病的酩酊に独立したコードが与えられている。また，大熊輝雄著「現代臨床精神医学」（金原出版，1980年）[15]では，ICD-9と並んで厚生省アルコール中毒診断基準研究班の分類（1972年）が紹介され，アルコール精神病は後者の分類に沿って説明されている。その後，アルコール中毒診断会議による診断分類が示されたが[2]，アルコール精神病としては，いずれも前述のICD-8と同様のものを含んでいる。

　このように，1978年以降我国で出版された教科書や厚生省研究班の診断分類は，病的酩酊を急性中毒として別枠で扱うか否かなどについての若干の相違点がみられるものの大変似通ったものであり，それらは，ICD-8，ICD-9の分類とよく呼応している。また，これらの分類の基盤にあるアルコール精神病の概念は，「アルコール摂取に関連して生ずる精神病状態」としてまとめられるようなかなり広義の概念であり，ICD-9精神疾患ガイドブック[24]の精神病についての規定がその特徴をよく表現しているように思われる。そこでは，神経症レベルより一段と精神機能の障害されたレベルを精神病レベルとしてとらえ，精神病とは，「洞察力（insight），日常生活能力，現実との接触性などに大きな支障を来すに至った精神機能の障害である」とし，この用語（精神病）は，厳密に規定された用語ではないと断っている。

　ICD-10になると，精神状態像は，コード第4，5桁に，他の依存性物質と共通の分類項目として設定され，精神病という包括的な概念は，その規定の曖昧さを理由に捨て去られている[25]。そのため，ICD-10においては，アルコール精神病はF10.03せん妄を伴う急性中毒，F10.04知覚変容を伴う急性中毒，F10.07病的中毒，F10.4せん妄を伴う離脱状態，F10.5精神病性障害，F10.6健忘症候群，F10.7残遺性および遅発性の精神病性障害など広範なコードにプロットされることとなった。

一方，DSM-Ⅳでも，物質関連障害のなかにアルコール関連障害が統合され，それは，さらに物質使用障害（依存と乱用），物質誘発性障害に2分され，アルコール精神病は，後者の中の下位コード—アルコール中毒せん妄，アルコール離脱せん妄，アルコール誘発性持続性痴呆，アルコール誘発性持続性健忘障害，アルコール誘発性精神病性障害，アルコール誘発性気分障害などに分類される[4]。なお，アルコールは，他の依存性物質に比し多彩な精神症状を呈しうることが，表3-2-1[4]からお分かり頂けると思う。

このように眺めてくると，これまでの国際分類のなかでアルコール精神病が，かなりな程度概念化されたカテゴリーとして使用されたのは，ICD-8からICD-9にかけてであり，ICD-10，DSM-Ⅳの時代に入ると，こうしたアルコール精神病という統合的な概念が消え，様々な物質関連障害の中へコード化されるようになったことが跡づけられる。そして，ICD-10，DSM-Ⅳで使用される精神病性障害は，単に幻覚，妄想，精神運動興奮などの症候を形容する表現にすぎない。

以上のような経緯を念頭におき，本章では，精神病の概念をICD-9精神疾患ガイドブックに規定された概念に沿って，各種のアルコール精神病（アルコール摂取に関連して生ずる精神病状態）について概観することとしたい。

b）アルコール精神病の臨床—概説—

アルコール精神病に関しても，他の精神病状態と同じように病因的な探求が様々な角度からなされてきた。アルコール精神病をこうした病因的な視点から整理してみると，次のようになる。

表3-2-1　依存性物質別物質誘発性障害

	中毒せん妄	離脱せん妄	痴呆	健忘障害	精神病性障害	気分障害	不安障害	性機能不全	睡眠障害
アルコール	I	W	P	P	I/W	I/W	I/W	I	I/W
アンフェタミン	I				I	I/W	I	I	I/W
カフェイン							I		I
大麻	I				I		I		
コカイン	I				I	I/W	I/W	I	I/W
幻覚剤	I				I	I	I		
吸入剤	I		P		I	I	I		
ニコチン									
アヘン類	I				I	I		I	I/W
フェンシクリジン	I				I	I	I		
鎮静剤，催眠剤，または抗不安薬	I	W	P	P	I/W	I/W	W	I	I/W
その他	I	W	P	P	I/W	I/W	I/W	I	I/W

I：中毒時の発症，W：離脱時の発症，P：持続性
（DSM-Ⅳ精神疾患の分類と診断の手引きより[4]）

(1) アルコールの急性効果として出現するが，個体の要因も問題となるもの：病的酩酊
(2) アルコール離脱症状の一部を構成しているもの：離脱けいれん発作（アルコールてんかん），離脱せん妄（振戦せん妄），アルコール幻覚症
(3) 栄養障害の関与：ウェルニッケ・コルサコフ脳症，ペラグラ脳症
(4) 肝障害に伴う症状精神病：肝性脳症
(5) 多因子的な器質要因の関与：アルコール性痴呆
(6) 過量飲酒と人格要因の関与：アルコール性嫉妬妄想（アルコール・パラノイア）
(7) 統合失調症，躁うつ病など内因性精神病とアルコール依存の合併精神障害

　以下，これらのアルコール精神病について，最近の知見と動向，診断のポイントなどをおりまぜながら概観してみたい。

①病的酩酊

　病的酩酊に関して注意しなければならないことは，前述したように（53頁参照）我国で司法精神医学上用いられている病的酩酊と国際疾病分類の病的酩酊（ICD-10のpathological intoxication, DSM-Ⅲ-Rのidiosyncratic intoxication）の概念上の相違点についてである。ICD-10に代表される国際分類では，病的酩酊を中毒を生じない程度の少量飲酒に限定しているが，我国の司法精神医学上の病的酩酊は，酩酊時の弁別能力・判断能力に重点が置かれており，たとえ中等量以上の飲酒があっても重篤な精神病性の意識障害が生じ心神喪失に陥った場合は，一般に病的酩酊に含められている。しかし，ICD-10では，中等量以上の飲酒による病的酩酊は，F10.07病的酩酊ではなくF10.03せん妄を伴う急性中毒，F10.04知覚変容を伴う急性中毒などにコードされる。

　また，ここでの一番の関心事は，少量のアルコール摂取で果してせん妄やもうろう状態などの意識障害を来しうるか否かという点である。この点に関して，アメリカ精神医学会DSM-Ⅳ作成委員会は，idiosyncratic intoxicationとしてこれまでに報告されている症例を検討した結果，診断の確定できる症例はほとんどなく，その診断的信頼性に疑問があるとして，DSM-Ⅳの診断コードからは削除されている[3]。しかし，これまでの報告文献を総合すると，脳炎や頭部外傷による脳障害，複雑部分発作（側頭葉てんかん），加齢に伴う脳の老化，向精神薬の併用，極度の疲弊状態や不安状態などが背景にあると，比較的少量の飲酒でも異常反応が誘発されやすいと考えられるので，臨床医は，そのことを心に留めておく必要があろう。

②離脱せん妄

　かつて振戦せん妄と呼ばれていた病態の大部分が，後期離脱症状として出現してくることは，すでにVictor, M., Gross, M. M.らによって明らかにされている[6, 7, 23]。現在の完備された医療環境でも，病院を訪れるアルコール依存症者の5％程度がせん妄まで発展するといわれる。早期～後期離脱にかけて一連のシリーズとして出現する離脱症状群については，前述した通りであるが（44頁参照），このようなシリーズがいつも同じようなパターンで認められるとは限らず，早期離脱段階で頓挫したり，逆に，重症例では，いきなり離脱せん妄に入ってしまうこともある。菱川らは，離脱せん妄に特徴的なポリグラフ・パターンとしてstafe 1 - REM with tonic EMGを見出し，覚醒時へのREM intrusion theoryを提示した[9]。ま

た,この特異的なパターンは,他の原因に基づくせん妄状態でも発現してくることを確認し,青斑核の障害を重視している[10]。

現在,離脱症状の定式化された治療法として,比較的半減期の長いbenzodiazepine系薬物を初期に飽和させ漸減する方法がとられている。しかし,ひとたびせん妄状態へ発展してしまうと,どの薬物も対症療法の域を出ない。早期離脱の段階で離脱症状を頓挫させることが,せん妄の何よりの治療法なのである。

せん妄発現時には,保護室が使用されやすいが,保護室は,感覚遮断を起こし,せん妄を増悪させたり,外傷や窒息の危険度を増すので,十分な観察と介護が必要である。また,抑制帯による長時間の抑制は,それを解きほどこうと疲弊し,脱水や心肺機能の低下を招くので注意を要する。せん妄状態にある患者は,困惑し,恐怖心におののいていることが多いので,周囲の状況を弁別しやすい明るい部屋で,家族の付き添いによるサポートが効果的である。

③アルコール幻覚症

アルコール幻覚症について,精神科医の間で比較的コンセンサスの得られているところは,それが,意識清明下で生じてくる幻聴体験であり,離脱せん妄に比べ数週〜数ヵ月と長期間持続することがあるといった点であろう。したがって,過量飲酒中や離脱初期に一過性に認められる断片的内容の幻聴体験は,それ以上離脱せん妄やアルコール幻覚症へ発展しないまま消失することが多く,本人は,その体験に対して比較的客観視できる能力を保っていることから,一過性幻覚体験(transient hallucinatory experience)としてアルコール幻覚症から区別される[5]。また,離脱期に自律神経症状や夜間のせん妄状態などとともに幻聴体験が混入し,離脱期を過ぎるとすぐに消失してしまうエピソードも,離脱せん妄と等価なものと位置づけられる。比較的若年者の離脱症状は,意識障害が軽く幻聴体験が主体となりやすく,加齢(あるいはアルコール依存の進行)とともにせん妄状態を来しやすくなるとしたGrossらの指摘は傾聴に値する[6]。

亜急性〜慢性に経過するアルコール幻覚症と鑑別を要する精神病状態は,妄想型統合失調症と覚醒剤(メタアンフェタミン)精神病であろう。前者は,統合失調症特有の思考障害や陰性症状などを考慮して鑑別をはかるが,実際には経過をみないとその区別の難しいことも少なくない。後者に関しては,アルコールと覚醒剤の多剤依存例で,不法薬物である覚醒剤の使用を患者が否認している場合がある。疑わしい時は,尿検査が必要であろう。

④離脱けいれん発作(アルコールてんかん)

これまでにアルコールてんかんと呼ばれてきたけいれん発作のほとんどは,アルコール離脱症候群に含まれる一過性の病態で,てんかんという慢性疾患ではない。普通,早期離脱期の中頃から大発作型のけいれん発作が出現し,2〜3回くり返されることはあるが,重積状態になることは稀である。benzodiazepine系薬物が十分量与えられていれば,それ以上の抗てんかん薬の投与は必要としない。せん妄状態に入ってしまうと,けいれん発作は見られなくなる。

ところで,けいれん発作そのものは,様々な病態から生じうるので,過量飲酒に伴うけいれん発作を主症状として救急外来などを受診した患者については,脳血管障害,頭部外傷,

低血糖，低ナトリウム血症などとの鑑別が必要である。また，比較的若年者で，これまでてんかん発作の既往がなく，過量飲酒後，血中アルコール濃度の下降期（いわゆる二日酔の時期）にはじめて大発作を来たし，後にてんかんと判明したケースもあるので，安易に離脱けいれんと決めつけず，脳炎，頭部外傷などの既往歴を聴取し，EEG，CT，MRIなどによる検索を忘れてはならない。

⑤ウェルニッケ・コルサコフ脳症

御承知のように，ウェルニッケ・コルサコフ脳症（以下，WK脳症と略す）は，Wernicke脳炎，Korsakoff精神病として各々別個に報告されていた脳症を，サイアミン（ビタミンB_1）の欠乏によって生ずる同一の疾患であることが明らかとなり統合されたものである。WK脳症は，病因的には1つの脳症（症候群）とされるが，臨床経過は，急性（W脳症）と亜急性～慢性（K脳症）にまたがっており，K脳症は，急性のW脳症を経過しないまま，徐々に形成れることもある。WK脳症は，従来考えられていたほど稀な疾患ではなく，臨床医は，平素からこの病態に注意を向けておく必要があろう。WK脳症と病理診断の下された症例の臨床症状をふり返ってみると，古典的3主徴と言われる眼症状（外眼筋麻痺，眼振など），失調症状，精神症状（意識障害，記銘障害など）の備わった症例は少なく，離脱症状（特に振戦せん妄）との鑑別が臨床上難しいことが判明してきた[1,8]。そのため，離脱症状に対しても，WK脳症に準じてビタミンB_1投与を行うべきだとする意見が多い。

いっぽう，K脳症は，短期記憶（記憶の保持）の障害を中心とした限局性の症候を示すことから，アルコール性痴呆からは区別され，ICD-10，DSM-IVでは健忘症候群（健忘障害）の中にまとめられている。K脳症においては，W脳症に比しビタミンB_1への治療的反応が鈍く，記憶障害は慢性化しやすい。

また，WK脳症の病因に関しては，WK脳症がアルコール依存症に多くみられることから，サイアミンとアルコールの相互作用の問題が注目され，サイアミンの吸収，貯蔵，排泄に及ぼすアルコールの影響に関心が寄せられている。K脳症の病変部位に関しても，皮質下のみならず皮質障害の関与をめぐっても検索が進められている。

⑥ペラグラ脳症，肝性脳症，硬膜下血腫

WK脳症以外のアルコール関連脳器質障害として，ここでは，臨床上遭遇する機会の多いペラグラ脳症，肝性脳症，硬膜下血腫をとりあげておきたい。

i．ペラグラ脳症

ペラグラは，ニコチン酸欠乏によって生じる疾患で，Dermatitis（皮膚炎），Diarrhea（下痢），Dementia（痴呆）の3Dが3主徴として知られているが，剖検例の検討から実際に3主徴を満たす症例は少なく，ほとんど生前診断が下されることなく，ニコチン酸も投与されていないことが報告されている[11]。すなわち，ペラグラ脳症の精神症状は，せん妄，抑うつなど多彩で変動しやすく，消化器症状も非特異的で，皮膚症状を欠くこともある[11,14]。

高齢の単身アルコール依存症者などでは，栄養障害に陥りやすく，K脳症と並んでペラグラ脳症にも遭遇する機会がある。しかも，ペラグラ脳症は，治療が早ければ完治しうるだけに，常に念頭においておく必要があり，疑わしい時はニコチン酸を投与すべきであろう。

ii．肝性脳症

肝性脳症とは，高度の肝障害に伴う代謝異常と密接に関連しながら意識障害を中心とした多彩な精神神経症状を呈する脳症のことである。アルコール性肝硬変症は，肝性脳症を伴いやすく，慢性（再発）型，末期には混在（末期昏睡）型の経過をとることが多い。身体症状として，くも状血管腫，女性化乳房，腹水，食道静脈瘤などを認め，精神神経症状としては，もうろう状態，せん妄，肝性昏睡などの意識障害エピソード，人格変化，知能低下，構音障害，錐体外路症状などが認められる。肝性昏睡が切迫すると，羽ばたき振戦，血中アンモニアの上昇，脳波の徐波化，特有の3相波などがあらわれる。治療的には，断酒を行い，肝病変の進行を防止することが大切であり，血中アンモニア値の上昇を防ぐため，ラクツロースや非吸収性抗生物質，特殊アミノ酸製剤などが投与される。

iii. 硬膜下血腫

アルコール依存症者においては，肝障害による出血傾向や酩酊時の頭部外傷の頻度が高いため，硬膜下血腫を起こしやすい。しかも，外傷の記憶が定かでないことも多いので注意を要する。比較的急性に生じる物忘れや傾眠傾向，半身不全麻痺，ふらつきなどが認められるときは，CT，MRIによる画像検索が必要である。血腫除去により大部分の症例が回復するので，早期診断が大切である。

⑦アルコール性痴呆

以上述べてきたK脳症やペラグラ脳症など定型的な脳器質性障害以外に，アルコール依存症の臨床でよく遭遇する脳器質性障害に，比較的軽症の痴呆や人格変化がある。アルツハイマー型痴呆に比肩するような重度の痴呆が，アルコール単独で生じるか否かについては，むしろ否定的であり，重度の痴呆の多くは，脳梗塞などの合併によるとされている[13]。軽症のアルコール性痴呆の病因に関しては，多因子的な成因が想定されており（表3-2-2）[18,22]，こうした軽症型痴呆は，治療効果や予後に影響する因子となりうるので，治療方針を立てる際考慮しておく必要がある。ただ，軽度の知的障害や人格変化は，断酒後6ヵ月くらいまでは，徐々に回復する可能性があるので，あまりに早期に非可逆性のものと結論づけるのは危険であろう。

表3-2-2 アルコール関連痴呆に関与する要因

1. アルコールとその代謝産物（アセトアルデヒド）（飲酒量・期間）
2. 離脱症状，ブラックアウト
3. 頭部外傷
4. 栄養障害 　　サイアミン，ニコチン酸，その他のビタミン，蛋白，糖，電解質
5. 肝の代謝機能障害
6. 脳循環障害，低酸素状態 　　梗塞，出血，動脈硬化，高血圧
7. 加齢，人格変化
8. 遺伝負因，家族負因

（洲脇，1995）[18]

⑧アルコール性嫉妬妄想

　嫉妬心は，人間の本性に根ざしたようなところがあり，正常範囲から病的レベルの嫉妬（病的嫉妬，アルコール性嫉妬妄想，アルコール・パラノイア）まで様々なレベルのものがある。嫉妬妄想は，インポテンスや勃起不全などの性機能障害を伴うとは限らず，配偶者から聴き出されない限り，その存在がわからぬまま通り過ぎてしまうこともある。過量飲酒により，これまで潜在していた嫉妬心が暴露され，悪循環をくり返していることも多いので，断酒するだけで全体的な判断力が回復し，猜疑心から解放されることも少なくない。患者が平静さをとり戻した段階で，治療者が同席し夫婦間で素直な話し合いが持たれれば，治療効果は，それほど悲観的なものとはいえない。いずれにしても，断酒した段階で，嫉妬の重症度を正確に評価する必要があろう。

⑨精神病の合併

　飲酒習慣が普及してきた今日では，うつ病，躁病，統合失調症などにアルコール依存が合併することは，決して稀なことではない。うつ病に伴う罪責感や焦燥感，統合失調症に伴う強度の不眠や緊張感などに対して，アルコールが，いわば自己治療（self-medication）の目的で摂取されることがある。しかし，飲酒は一時的な安らぎをもたらしてくれるに過ぎず，二日酔いや離脱期には，かえって精神症状が悪化し，さらに深酒を重ねるという悪循環がくり返されやすい。

　著者らの行った精神科病院通院患者3,155人の調査によると[20]，アルコール依存症（多剤依存を除く）は，193例（6.1％）に認められ，アルコール依存者中の精神疾患の合併は49例（25.4％）で，その内訳は，感情障害22例（11.4％），統合失調症16例（8.3％），神経症6例（3.1％）などであった。また，各種精神疾患の側からみたアルコール依存の合併率は，感情障害5.0％，神経症4.0％，統合失調症0.7％などとなっていた。

　こうした精神疾患合併例の治療に関しては，できれば入院により断酒し，十分な観察下で正確な診断評価をはかりながら依存と合併精神疾患の治療を進める必要があると思われる。

文　献

1) 赤井淳一郎：ウェルニッケ・コルサコフ症候群．洲脇寛・栗山欣弥編：アルコール依存の生物学．学会出版センター，東京，p.107-121, 1994.

2) アルコール中毒診断会議：アルコール精神疾患の現状と診断基準．厚生問題研究会，東京，1979.

3) American Psychiatric Association, Task Force on DSM-Ⅳ：DSM-Ⅳ Options Book：Work in Progress 9/1/91. American Psychiatric Association, Washington, D.C., 1991.

4) American Psychiatric Association：Quick Reference to the Diagnostic Criteria from DSM-Ⅳ American Psychiatric Association, Washington D.C., 1994. 高橋三郎ほか訳：DSM-Ⅳ 精神疾患の分類と手引．医学書院，東京，1995.

5) Esward, G.：The Treatment of Drinking Problems-A Guide for the Helping Professions. Grant McIntyre, London, 1982. 清水信，森岡洋訳：アルコール症治療の手引き―診療・援助にたずさわる人のために．医学書院，東京，1987.

6) Gross, M. M., Rosenblatt, S. M., Chartoff, S. et al. : Evaluation of acute alcoholic psychoses and related states. Quart. J. Stud. Alcohol, 32 ; 611-619, 1971.

7) Gross, M. M., Lewis, E., Best, S. et al. : Quantitative changes of signs and symptoms associated with acute alcohol withdrawal : incidence, severity and circadian effects in experimental studies fo alcoholics. Adv. Exp. Biol. Med., 59 ; 615-631, 1975.

8) Harper, C., Giles, M., Finlay-Jones, R. : Clinical signs in the Wernicke-Korsakoff complex : a retrospective analysis of 131 cases diagnosed at necropsy. J. Neurol. Neurosurg. Psychiatry, 49 ; 341-345, 1986

9) 菱川泰夫，杉田義郎，飯島壽佐美ほか：異常な睡眠状態"stage 1 - REM"とそれに類似したREM睡眠の解離現象の病理生理．神経研究の進歩，25 ; 1129-1147, 1981.

10) 飯島壽佐美：アルコール依存の脳波— stage 1 - REM を中心に—．洲脇寛編：アルコール依存（精神医学レビューNo. 16）．ライフ・サイエンス，東京，p.93-95, 1995.

11) 石井惟友，西原康夫，鈴木高秋ほか：Pellagra sine Pelle Agra—精神科・神経内科領域の気づかれない疾患—．精神医学，23 ; 143-151, 1981.

12) Kaplan, H. L., Sadock, B. J. and Grebb, J. A. : Synopsis of Psychiatry, 7th. ed., Williams and Wilkins, Baltimore, 1994.

13) 小阪憲司：アルコールによる痴呆．臨床精神医学，14 ; 1165-1173, 1985.

14) 小阪憲司，土屋邦秋：アルコール関連神経系疾患の理解と治療．斎藤学ほか編：アルコール依存の最新治療．金剛出版，東京，p179-233, 1986.

15) 大熊輝雄：現代臨床精神医学．金原出版，東京，1980.

16) 大月三郎：精神医学．文光堂，東京，1978.

17) 洲脇寛：うつ病とアルコール依存を合併する症例の治療．精神科治療学，7 ; 35-40, 1992.

18) 洲脇寛：アルコール関連痴呆をめぐって．老年期痴呆研究会誌，8 ; 144-146, 1995.

19) 洲脇寛：アルコール依存—最新の研究・治療の動向—．洲脇寛編：アルコール依存（精神医学レビュー，No. 16）．ライフ・サイエンス，東京，p.5-12, 1995.

20) 洲脇寛，村上綾，臼杵豊之ほか：精神疾患を合併する物質依存の臨床的研究（Ⅲ）—外来患者の実態を中心として—．厚生省精神神経疾患研究委託費，精神作用物質精神障害の診断と治療に関する研究，平成7年度研究成果報告書，1996.

21) 高木敏：内科領域からみたアルコール関連疾患．斎藤学ほか編：アルコール依存の最新治療．金剛出版，東京，p.43-128, 1989.

22) Tarter, R. E., Edwards, K. L. : Multifactorial etiology of neuropsychological impairment in alcoholics. Alcohol Clin. Exp. Res., 10 ; 128-135, 1986.

23) Victor, M. and Adams, R. D. : The effects of alcohol on the nervous system. Proc. Assoc. Res. Nerv. Ment. Dis., 32 ; 525-573, 1953.

24) World Health Organization : Mental Disorders : Glossary and Guide to Their Classification in Accordance with the Ninth Revision of the International Classification of Disease. World Health Organization, Geneva, 1978.

24) World Health Organization : The ICD-10 classification of Mental and Behavioural Disorders : Clinical Descriptions and Diagnostic Guidelines. World Health Organization, Geneva, 1992. 融道男ほか訳：ICD-10 精神および行動の障害，臨床記述と診断ガイドライン．医学書院，東京，1993.

初出，洲脇寛：アルコール精神病―臨床的視点から―．精神科治療学，11（7）；671-677, 1996 に加筆．

(3) うつ病を合併するアルコール依存症の治療

　アルコール依存症の中には，様々な成因に基づく抑うつ状態が認められ，そうした例では，細やかな臨床評価と治療上の工夫が必要とされる。ここでは，抑うつ状態とアルコール依存症の関連を整理し，それらを合併する症例の診断・治療における留意点について，著者の考えを述べてみたい。

a) アルコール依存症における抑うつ状態

　Berglund, M. らは，アルコール症と気分障害に関連した文献をレビューし，アルコール依存症にみられる抑うつ症状の多くは，慢性的な過量飲酒や離脱症状，パーソナリティ要因に基づく非内因性のうつ状態であり，そうした抑うつ症状は，特別にうつ病の治療を行わなくても，断酒を続けるだけで改善されてくることが多いことを指摘している[1]。また，アルコール症にみられる抑うつに特に有効な薬物治療というのは認められておらず，むしろ正確な臨床評価を下すことの重要性を述べている。さらに，Berglund らは，Depressive spectrum disorder（Winoker）の概念は，最近の研究からは支持されないが，女性アルコール依存症の場合は，男性よりうつ病その他の精神障害がアルコール乱用に先行していることが多いことも指摘している。

　著者自身も，アルコール依存症にみられるうつ状態には多様な成り立ちによるものが含まれており，それらを正確にみきわめることが，うつ病とアルコール依存症を合併する症例の治療に際しては最も肝要なことと考えている。

①アルコール依存症にみられる抑うつ状態

　かつて著者は，141例のアルコール依存症者（アルコール関連障害を含む）の感情障害について継時的な病歴を検討したことがある[8]。その結果，躁うつ病双極型2例（1.4％），単極型うつ病3例（2.1％），神経症的〜性格的基盤に基づく抑うつ状態9例（6.4％），それら9例中幻覚妄想状態にまで発展したもの5例（3.5％）となっていた。すなわち，典型的な内因性の躁うつ病，うつ病は5例（3.5％）と比較的少なく，性格要因に基づくと思われるうつ状態，およびうつ状態の経過中に過量飲酒などが促進因子となって一過性の幻覚症や被害・追跡・嫉妬妄想が出現した非定型例の多いのが特徴であった。

　わが国の他の報告でも，アルコール依存症中の感情障害の比率は，4〜5％と比較的低率のものが多いが，欧米の報告では，5〜20％とかなり高率である[8]。例えば，トロント（カナダ）の Ross, H. E.らは，DSM-Ⅲに沿った診断面接スケジュールによって501人のアルコール・薬物乱用患者について精神疾患の lifetime prevalence を調査し，mania 2％，major depression 24％，dysthymia 17％を認めている[5]。

②病相と飲酒の関係

　次に，前述の著者の症例について病相と飲酒の関係を眺めてみると，躁うつ病双極型の2例は，いずれも平素は習慣性飲酒の程度であったものが，躁病相に一致して過量飲酒〜依存的飲酒に陥ったもので，うつ病相では，飲酒量は減量していた。その後，著者は，躁状態と過量飲酒のため華々しく周囲をふり回していた症例が，入院後直ちに抑うつ状態に陥った症例を経験し，躁とうつとの内的近縁性を強く印象づけられた。それは，果てしない躁的かかわりに内在する空しさを感じさせるものであった。

単極型うつ病の症例も，平素は習慣性飲酒の程度であったものが，うつ病相に入って空虚感，焦燥感に耐えきれず，過量飲酒に走ったもので，いずれも制止症状は軽度であった。これらの例では，過量飲酒が続いた後，身体衰弱をきたし全身倦怠，食欲不振，不眠のため内科病棟へ入院し，その後離脱症状が出現し抑うつ症状の治療も含めて精神科へ転科してきた。

このように，典型的な躁うつ病，うつ病では，いずれも平素は習慣性飲酒の程度であったものが，病相に呼応して過量飲酒に陥っていたが，いずれも，入院により過量飲酒を断ち，うつ病～躁うつ病の治療を行うことで，比較的スムーズに治療を運ぶことができている。また，執着性格者の場合，一般に断酒会にもなじみやすく，リーダー的役割を担っている例を幾人か知っている。しかし，一方で，長いうつ病相と時折躁病相の見られる難治性躁うつ病にアルコール依存が加わり，アルコールを断つことができず，躁うつ両相ともさらに飲酒量の増す症例も経験しており，アルコール依存に至った例では，後述するように，アルコールを断たない限り治療を軌道に乗せることは難しいように思われる。

③性格的な問題

以上のような典型例に比し，平素から性格的な問題をはらんでいる症例では，緊張や葛藤に対する耐性が低く，抑うつ的，逃避的となり，苦痛をまぎらわすためにアルコールに耽溺する傾向が生活史の中に認められる。このような例では，社会生活に対応する coping skill やアルコールに代わる適応的な楽しみが必要である。また，本人も家族もそれほど意識的ではないが，断酒会という集団の中で支えられながら，自らの social skill を身につけ成功をおさめている例も少なくない。

ところで，最近，女性や若年のアルコール依存症の増加が話題となっているが，こうした例では，うつ病以外に様々な人格障害―特に Borderline, Antisocial, Avoidant など―が問題となることが多い。人格障害を伴う症例は，局面によって抑うつ状態や自殺企図，wrist-cutting，食行動異常，多剤乱用などを呈することが多く，慢性の経過をとりやすい。このように，女性・若年アルコール依存症に遭遇した際は，多重診断（dual diagnoses）という角度から十分な症例の評価が必要である[2]。

④その他の抑うつ状態

アルコール依存症に見られる抑うつには，以上述べた抑うつ状態以外に，

①脳器質性障害に伴う器質性気分障害（organic mood syndrome）
②離脱症状の部分症状としての抑うつ，および離脱後抑うつ（または断酒後抑うつ）―比較的軽度の抑うつ気分が続くことがある。
③身体疾患（肝障害，栄養障害など）に伴う抑うつ状態
④降圧剤，抗癌剤などの薬物使用に伴う抑うつ状態

などがあるので，それらについても十分な鑑別が必要である。

b）治療の実際

①まず，アルコールを断つこと

抑うつを伴うアルコール依存症では，まずアルコールの影響を断って生地の状態を観察することが，正確な診断を下す上にも最優先することである。また，治療的にも，断酒には以

下のような意義があるので，それらを積極的に患者，家族に伝えていく。
　①アルコールは，抑うつ気分を一時的にまぎらわすだけで，除去するものではない。
　②抑うつ気分をまぎらわすための飲酒は，深酒に傾きやすい。
　③慢性的な過量飲酒は，生活の基本的なリズムを乱し，気分の乱れを助長する。
　④アルコール離脱時には，一層抑うつ気分がつのり，さらにそれをまぎらわすために飲酒するという悪循環をくり返す。
　⑤酩酊下ではセルフ・コントロール能力が弱まり，自殺企図などの衝動行為が出現しやすい。
　⑥飲酒は，肝障害その他の身体障害を悪化させ，それらはさらに抑うつ症状を助長する。
　⑦アルコールを断ち，休息をとるだけで，抑うつ気分のよくなることも少なくない。
　こうして，断酒が達成され，アルコール依存症の治療と並行して抑うつ状態の治療がはかられることとなる。

②基本的作業の重要性
　ところで，難治例と軽症例で，治療法そのものが特に変わるようには著者には思われない。精神科治療のエッセンスは，患者と彼をとりまく家族の変化しうる回復の経路を模索し，そのための共同作業を治療者・患者関係の中でくり返していくことであろう。そこで行われる治療の基本作業は，各々に共通したものであり，ただ軽症例では，その中の最初のわずかな手だてで効を奏すが，難治例では，他の多くの手だてを必要とすることになるのであろう。また，回復に時間を要する場合があるので，ある期間を待ってやるといった態度も大切なことである。
　なお，アルコール依存症とうつ病に共通した難治の要因としては，次のような事柄が挙げられそうである。
　①器質性脳障害の併存
　②人格障害の併存
　③単身などの孤立した生活状況
　④経済状態
　⑤高齢
　⑥夫婦間の葛藤
　⑦あまりに多くの喪失体験
　⑧治療者・患者関係
　⑨不適切な医療（治療環境，治療方法，治療期間，薬物など）
　以下は，特に抑うつ状態を伴うアルコール依存症で治療の遷延しやすい例を念頭において稿を進めるが，これは，いわば著者自身の自問自答であり，戒めでもある。

③ゆっくりと生活の全般的改善を目指す
　抑うつ気分に対処するだけでなく，身体障害，生活の乱れ，対人関係など患者の様々な側面を視野に入れ，生活の質の改善をはかるべく治療をすすめていく。治療のはじめは，基本的な生活行動を反復できるようになることが，その人の職業生活，家庭生活を維持する上でいかに大切であるかを伝え，あせらず，高のぞみせず，十分な休息をとりつつ，過量飲酒や

不眠，不食で乱れた日常生活のリズムをとり戻すことに重点がおかれる。はじめから洞察をめざしすぎると，表層的な知的洞察にとどまることが多いので，自己洞察についても，日常生活行動の改善と呼応させつつ，手堅く，つみ重ねていくようにする。自殺の危険のあるものや精神病的レベルの抑うつに対しては，抗うつ剤，抗精神病薬の投与と十分な行動のモニタリングが必要であるが，休息と身体面の改善に伴い，数週間で改善していく例も少なくない。

④患者を支配しすぎないこと

　難治例に対するとき，治療者は，投げやりになるか，支配的になるか両極に傾きやすいように思われる。無力に見える患者を子供扱いして依存的にし，退行や心気傾向を助長することは，慢性化の要因となりうる。逆に，治療が思惑通りに運ばないとき，こちらの不名誉と考え，サディスティックに無理な治療を企てることにもなりやすい。また，薬への万能感から薬による支配にたよりすぎると，多剤投与，過量投与に陥り，それが，さらに治療を遷延させることにもなる。

　うつ病の場合も，治療者の役割は，患者を支配することではなく，患者の変化しうる回復への自然な経路を発見し，それを支えることであろう。患者をとりまく状況を点検し直し，ささやかでも患者の到達できる具体的な目標を提案し，もし，わずかでも前進の見られた時は，その都度評価していく気配りが必要であろう。

⑤人生へのポジティブな志向性

　うつ病にしろ，アルコール依存症にしろ，特に経過の長い症例ではどうしても悲観的なセルフ・イメージに支配されていることが多い。こうした問題点の改善に力になるのは，治療的なストラテジー以上に，患者と治療者が，毎回のやりとりの中でお互いにどのように感じ合っているのかといった治療者・患者関係の質そのものではないかと思われる。絶望の淵にある人は，こちらが見落としているようなごくわずかな言動にこめられた感情に，ことのほか敏感である。

⑥家族的な視点

　アルコール依存症の場合（うつ病も同様であるが），いつも家族的な視点からチェックしておくよう心がける。家族の中でどのようなことが起こっているのか，家族はどう感じ，どう対処しているのかを，いつも念頭において治療をすすめる。診察室での患者からの情報だけをたよりにしていると，いつの間にか家族との間に大きな溝ができていることもよくあることである。病気にまきこまれている家族といっしょに治療をすすめていくことが大切である。

　また，アルコール依存症とうつ病に共通した慢性化の要因として，配偶者との関係がある。表面的には特に問題なさそうに見える場合も，夫婦関係の内実は微妙なところがあり，気持ちの交流と共感性に欠ける関係が続き，それが慢性化の要因となっていることも少なくない。配偶者があまりに干渉的，支配的であったり，逆に，過保護的で依存を助長するのも問題であるが，病気の経過とともに，お互いがそうした役割を担うようになったというプロセスも存するので，そのあたりの家族の苦悩を察し，ともに満足のいく方向に変化していけるよう家族調整や夫婦療法が必要であろう。

⑦長期の目標と短期の目標

　特にアルコール依存症の治療においては，断酒や規則的な日常生活といった長期的な目標をいつも反芻し，治療が成り行きまかせになったり，混乱することをふせがなければならない。一方，当面している問題に対して，実現可能な具体的な目標をお互いの話し合いを通して設定し，実行をうながし，モニターしていく必要があろう。また，患者の努力を無駄にさせないよう，達成された事柄については十分な評価を与えるようにする。

⑧薬について

　アルコール離脱後，抑うつ，焦燥，不眠などが，予想よりも長く続くことがあるが，身体面の改善に伴って，次第に軽快に向かう例が多いので，向精神薬（特にアルコールと交叉耐性のあるマイナー・トランキライザー）の無思慮な長期投与は避けるべきであろう。アルコール・薬物乱用パターンに関する著者らの調査でも，精神科を受診したアルコール依存症143例中，眠剤30.8％，安定剤21.0％，鎮痛剤12.6％に習慣性の獲得が認められており，そのほとんどが医療機関受診を契機に開始されていた[11]。アルコール離脱後，数週間は抑うつ，不眠などのありうることを患者に告げ，必要最小限の投薬にとどめるようにする。すでにベンゾジアゼピン系薬物への依存性が疑われる例では，メジャー・トランキライザーの少量やアミトリプチリンなど鎮静的な抗うつ剤を使用するのも一法であろう。薬物依存を合併する場合は，入院中も様々な心気的愁訴により頻回かつ大量の眠剤，鎮痛剤を要求する例が多い。

　また，うつ状態が軽度となり，それが本人の認知のしかたや生活習慣に由来する場合は，すべてを薬物によってとり除こうとするのではなく，他の有効な対処方法を考えるべきであろう。

　そのほか，外来での投薬中に飲酒が行われると，薬物・アルコール間に交互作用が生じるので注意を要する。三環系抗うつ剤にアルコールが加わると，鎮静作用，ふらつきが増強し，心臓への負荷も加わる。ベンゾジアゼピンやフェノチアジンにアルコールが加わった際も，鎮静，ふらつき，動作緩慢などが増強する。特に高齢者では注意を要する。

⑨再発，再飲酒への対処

　再飲酒には「選択された自らの行動」という側面が含まれ，うつ病には生物学的反応として不可抗力的なところがあるので，再飲酒とうつ病の再発を同一に論じることはできないであろう。しかし，治療的観点からすると，いずれの場合も，それらを単に悲観的な材料とせず，次の手だてを冷静にそこから学びとることが大切であろう。

　特に，抑うつ気分や焦燥感に対応できず，再飲酒につながる例では，飲酒以外の合理的な対処法についての話が持たれ，具体的な対応策がとられるべきであろう。また，抑うつ状態や再飲酒の契機には，ごくささいなトラブルが幾つか重なっているにすぎず，患者の言い訳としかいいようのないこともよくある。しかし，その背後には，夫婦間の感情問題や本人の認知上の問題点が存していることが多いので，単に言い訳として捨て去らず，背景を流れている問題をとりあげることが意義深いことと思われる。

⑩その他の工夫

　最近，著者は，認知行動療法ほど徹底したものではないが，うつ病患者やアルコール依存

症患者にノートを用意してもらい,毎日の気分の状態やその日の出来事,生活状況について簡単なメモをとり,それを面接時に話題にするようにしている。そこには,対人関係や日常生活上の問題点が,くり返し現れてくるので,認知上の問題点を知り,セルフ・コントロールの道を具体的に探る上で有効である。このやり方は,統合失調症の患者には難しいことが多いが,うつ病やアルコール依存のレベルの人には,治療意欲さえあれば適応してみる価値がある。

また,近年,うつ病とアルコール依存症双方を視野に入れた治療法として認知行動療法が注目を集めているが,それは,治療者患者間の共同作業と行動(生活,リハーサル)を重視するので,手堅い治療方法のように思われる。アルコール依存症の集団療法についても,認知行動療法的側面からアプローチしている臨床家もいる[4]。

ただ,アメリカの認知行動療法家の多くは,アルコール依存症の治療目標を,飲酒に対するセルフ・コントロールの獲得,すなわち節酒に置いているので,これは,禁酒を不可欠な目標とする伝統的なアルコール症医療と相対するところがある。節酒を目標とするには,症例の重症度(依存の程度のみならず,社会生活,家庭生活の健康度を含めて)を十分みきわめ,慎重に対処する必要があろう[9,10]。

文　献

1) Berglund, M. and Nordström, G. : Mood disorders in alcoholism. Current Opinion in Psychiatry, 2 ; 428-433, 1989.
2) El-Guebaly, N. : Substance abuse and mental disorders : the dual diagnoses concept. Can. J. Psychiatry, 35 ; 261-267, 1990.
3) 笠原洋勇：うつ病の遷延化,特集にあたって.精神科治療学,2 ; 1-2, 1987.
4) ニナ・マリア・チシューラ,林田基：アルコール依存症リハビリテーションにおける認知的・行動的集団精神療法について.アルコール医療研究,2 ; 73-78, 1985.
5) Ross, H. E., Glaser, F. B. and Germanson, T. : The prevalence of psychiatric disorders in patients with alcohol and other drug problems. Arch. Gen. Psychiatry, 45 ; 1023-1031, 1988.
6) 更井啓介：難治性うつ病.更井啓介編：精神科MOOK,No.13：躁うつ病の治療と予後.金原出版,東京,p.199-211, 1986.
7) 鈴木康夫：アルコール依存症の予後とアフターケア.大原健士郎,田所作太郎編：アルコール薬物依存—基礎と臨床—.金原出版,東京,p.266-275, 1984.
8) Suwaki, H. : Affective disorders in alcoholism. Folia Psychiatrica et Neurologica Japonica, 32 ; 57-62, 1978.
9) Suwaki, H. : Can we discuss them on the same level ? (Editorial). Br. J. Addict., 82 ; 842-843, 1987.
10) 洲脇寛：アルコール関連障害の早期治療—特に節酒問題をめぐって—.アルコール医療研究,6 ; 171-174, 1989.
11) 洲脇寛,堀井茂男,藤本明ほか：我国における薬物・アルコール乱用パターンと多剤乱

用問題に関する研究.薬物依存の成因及び病態に関する研究(厚生省精神神経疾患委託研究平成元年度報告書), p.153-161, 1990.

初出, 洲脇寛:うつ病とアルコール依存を合併する症例の治療. 精神科治療学, 7 (1); 35-40, 1992に加筆.

(4) 老年期のアルコール依存症

　人口の6人に1人が高齢者という超高齢化社会を迎え，アルコール依存症者の中で高齢者の占める割合が増加している。高齢者では加齢による身体機能の低下により，アルコール摂取後の体内分布に変化が生じる。さらに老化に関連したさまざまな社会・心理的ストレスが依存状況に影響する。このように高齢依存症者では，若年依存症者にはない身体的および心理的特徴があり，こうした事柄を配慮したアプローチが，高齢者の診断，治療には必要である。ここでは，高齢アルコール依存症の疫学，臨床特徴，注意すべき診断・治療上のポイントについて概観したい。

a）老年期の飲酒行動とアルコール依存症

　一般に老年期では加齢とともに飲酒量および飲酒頻度が減少する。厚生省国民栄養調査（1993年）[10,16]によると，年代別の男性飲酒習慣者の比率は50-59歳層が最も高く53.8％で，その後は加齢とともに低下し，20歳以上の年齢層中70歳以上層で39.3％と最も低い値となる。また吉兼ら[21]は，東京都の65歳以上の男性在宅高齢者270名を対象に飲酒状況の調査を行ったところ，週に4回以上飲酒する頻回飲酒者は32.9％で，機会飲酒者と合わせた飲酒者の割合は全体の51.8％であったと述べている。飲酒量については，1合程度が3分の1を占め，全体の62.6％が2合未満の少量飲酒であったことから，高齢者の飲酒の特徴は「少量頻回飲酒」であるとし，またそれを年齢別にみると，65-69歳層および70-74歳層では60％前後が飲酒をしているが，75歳以降では無飲酒層が増え，飲酒層は75-79歳層では40％，80-85歳層では30％に減少していると指摘している。

　飲酒量および飲酒頻度が加齢とともに減少していく一方，久里浜式スクリーニング・テスト（KAST）を用いた検討では，高齢者の中にも重篤な問題飲酒を呈する一群が存在することも示されている。KASTを用いた我が国の一般人口中の重篤問題飲酒者数は3.6％と推計されている[5]が，吉兼らの検討[21]では65歳以上の高齢者10.2％に重篤問題飲酒を認め，70-74歳層には問題飲酒者が多いことを報告している。また樋口ら[4]の65歳以上の高齢一般住民を対象とした検討では，男性の8.2％，女性の0.5％に重篤問題飲酒を認めている。また村上ら[12]による同様の検討では，重篤問題飲酒者6.1％，問題飲酒者2.3％を認め，重篤飲酒者は全例男性であったことを報告している。このように，全体的には飲酒量・頻度とも減少する老年期においてもKASTの高得点者として残る一群が1割程度存在すると推定される[14]。

　一方，アルコール依存症者全体の中で高齢者の占める割合が，近年社会の高齢化とともに増加している。金子ら[8]は神奈川県立精神医療センターせりがや病院外来を初診した高齢アルコール依存症者を検討した結果，外来を初診したアルコール依存症者のうち60歳以上の高齢者の占める割合は，1965年以降の6年間では5.5％であったのに対して，1991年からの4年間では13.3％に増加していたとしている。また白倉[17]は国立療養所久里浜病院に新規に入院したアルコール依存症者のうち60歳以上の高齢者数は年々増加し，1990年からの9年間で倍増し2割以上を占めていたことを報告している。

b）高齢アルコール依存症者の関連身体障害

①急性アルコール中毒

高齢者では，アルコール酩酊によりさまざまな関連身体障害が生じうる（表3-2-3 [3]）。Gambertによると，加齢により，主として細胞外液量が変化し体内の水分量の減少をもたらす。健常成人では，25歳で体内水分量が約60％であるのに対して，70歳では約50％まで減少する。その結果，摂取されたアルコールが分布できる体内容積が減少することとなる。つまり高齢者では同じ量の飲酒であっても，以前よりも血中アルコール濃度が高くなるため急速に酩酊状態を引き起こし，高温障害，姿勢の不安定さ，転倒，錯乱などの症状を生じると指摘されている。

アルコールの心・血管系の急性効果としては，血圧上昇，潮紅，うっ血性心不全，狭心症が生じうる。またアルコールは胃酸と膵液の分泌を刺激するため胃炎と膵炎が生じうる。このほか急性アルコール摂取によりアルコール性ケトアシドーシス，低血糖，ADH分泌抑制が生じることがある。

②長期の過剰飲酒による臓器障害

長期の過剰飲酒によりさまざまな臓器障害が生じるため，特に高齢のアルコール依存症者では全身の身体検索を行う必要がある（表3-2-4 [3]）。

肝障害は高齢アルコール依存症者の身体合併症の中で最もよく見られる合併症である。高木ら[19]はアルコール依存症者の肝障害を年代別に検討している。これによると30-39歳では肝硬変の前段階である慢性肝炎や肝線維化が増え，40-59歳で肝硬変が20％に出現する。しかし60歳代になると逆に脂肪肝が増え慢性肝炎や肝線維化は激減し，肝硬変の出現も増加していなかったと報告している。このことから高木らはアルコールによる肝障害は50歳前後がピークで，それ以後はたとえ積算飲酒量が増加しても肝障害の程度はむしろ軽くなる傾向にあると述べている。

また高木ら[20]は高齢アルコール依存症者に胃切除既往者が多い（23％）ことに注目している。彼らの多くは胃潰瘍で手術を受けているが，胃切除からアルコール依存症が発生するまでの期間は5年以下のものが62％ときわめて短期間で発生している。これは，アルコールが直接小腸に入り急速に吸収されるため，高いアルコール血中濃度が持続することがアルコール依存症の発症をはやめているのではないかと高木らは推察している。

65歳以上の高齢アルコール依存症患者216名の身体疾患の合併症を同年代の高齢者と比

表3-2-3 急性アルコール酩酊に関連する身体障害（Gambert，1997）[3]

酩酊による変化	身体障害
体内の水分量の減少	アルコール血中濃度の上昇
心拍数および心拍出血量の増加	血圧上昇，潮紅，うっ血性心不全，狭心症
胃酸の増加	胃炎
膵分泌の増加	膵炎
アルコール性ケトアシドーシス	神経毒性あり　昏睡
低血糖	神経毒性あり　転倒，骨折
ADH分泌抑制	尿失禁，脱水，低Na血症
中枢神経系抑制	転倒，痴呆

表3-2-4 長期の過剰飲酒による身体障害（Gambert, 1997）[3]

長期過剰飲酒による変化	身体障害
脂肪肝および肝繊維化	肝炎，肝硬変，薬物動態の変化
胃炎	萎縮性胃炎，鉄欠乏性貧血，薬物動態の変化
心血管系の機能変化	不整脈，うっ血性心不全
サイアミン欠乏	Wernicke-Korsakoff症候群
ビタミンB_{12}吸収障害	巨赤芽球性貧血
ビタミンD水酸化の低下	骨軟化症
エストロゲン濃度の増加	骨折，精巣萎縮，くも状血管腫，女性化乳房，手掌紅斑
テストステロン減少	インポテンツ

較した検討[7]では，肝障害，消化性潰瘍以外に慢性閉塞性肺疾患，乾癬の罹患がアルコール依存症候群で有意に高く，虚血性心疾患，脳血管性障害，糖尿病は両群で同程度にみられたことが報告されている。

③アルコール関連痴呆

　長期にわたって飲酒を継続している高齢者に認知障害，人格変化など痴呆と考えられる状態がみられた場合，その原因が問題となる。アルコール依存症に関連した主な脳器質性障害としてはWernicke-Korsakoff症候群，Marchiafava-Bignami病，ペラグラ脳症，肝性脳症の4つの疾患がある。これらの疾患ではそれぞれ病理変化と病態生理が明らかにされており，脳障害のメカニズムに関してアルコールは副次的な役割をはたしていると考えられている。アルコールそのものの神経細胞に対する直接的な毒性による一時性痴呆としての「アルコール性痴呆」の存在の有無については，病理学的立場からは否定的な報告が多い。Victor[22]は総説の中で，アルコール性痴呆の概念を裏付けるような明確な病理所見が認められないことから，この概念はあいまいなものであると述べている。また小阪[9]は痴呆を呈したアルコール依存症者の自験剖検例10例の検討を報告している。これによると10例はいずれもWernicke-Korsakoff症候群や多発性脳梗塞などアルコール依存症に合併しやすい脳病変を合併しており，アルコールの直接作用によると考えられる病変の認められなかったことからアルコール性痴呆の存在に否定的である。

　いっぽう，臨床的な立場からは，アルコール依存症者にみられる認知障害を多因子な成因によるものとして，アルコール関連痴呆と診断することの臨床的な有用性を提唱する報告もある。Oslin[15]らはアルコール依存症患者にみられる認知障害を「アルコール関連痴呆」という名称で幅広く症候群として捉え，アルコールの直接的な神経毒性によるものから代謝障害，免疫関連障害，外傷，血管障害，サイアミンなどの栄養障害に至る幅広い病態生理を含むものとして定義している。Oslinらは「アルコール関連痴呆」の診断基準として，1）最後の飲酒から少なくとも60日間経過した時点で臨床的に痴呆と診断されること，2）5年以上にわたり，男性では週に平均35単位（1単位＝純アルコール9〜12g）以上，女性では28単位以上の著明な飲酒があること，そして過量飲酒が痴呆の発症前3年以内に存しているこ

とを挙げている。ただ，軽度の認知障害や人格変化は，断酒後6ヵ月くらいまでは徐々に回復する可能性があるので，あまり早期に非可逆性のものと結論づけるのは危険である。

c）高齢アルコール依存症の臨床特徴と治療
①高齢アルコール依存症の亜型―早発型と遅発型―

アルコール問題を持つ高齢者の問題飲酒が老年期以前に始まったものか，老年期にはじまったものかによって大まかに早発型（early-onset）と遅発型（late-onset）に分けることができる（表3-2-5 [3]）。両亜型ともアルコール依存症の基本症状は同じで，依存の程度と関連障害を評価することにも変わりがなく，その境界は必ずしも明瞭に区別できない場合もあるが，両亜型の特徴を知っておくと，遭遇する個々の高齢アルコール依存症者の特徴や対処点を把握しやすい[2,6]。

早発型は，青年期あるいは中年になって習慣飲酒，飲酒問題が始まり老年期に至ったもので，アルコール依存症の中核群ともいえる一群である。表3-2-5に示すようにアルコール依存症の家族歴をもち，社会経済状況が不良のものが多い。

これに対して遅発型は，老年期に入ってから離職や配偶者との死別など老化に関連したさまざまなストレスに対する反応として問題飲酒が生じたものである。アルコール依存症の家族歴は早発型に比べて少なく社会的な適応も良好で，安定した職業歴があり家族と同居しているものが多い。

②高齢アルコール依存症の臨床特徴

アルコール依存症は「否認の病気」であり，高齢患者ではその傾向が強いといわれている[13]。高齢者では，加齢に伴う記銘力の低下やアルコール耐性の低下のため酩酊中のブラック・アウトやせん妄など意識障害の頻度が増し，飲酒中の出来事を覚えていないことが多いので，患者本人だけでなく家族や知り合いからも情報を得る必要がある。また医師自身も高齢患者に対した場合，アルコール関連障害があってもそれを加齢によるものと速断してしまい，飲酒歴を十分聴取できていないことがある[13]。

表3-2-6は，高齢アルコール依存者にみられる症候・所見をまとめたものである。「毎日飲酒しているかどうか」，「飲酒を止めるように注意されてもなお飲み続けているか」など飲酒についての質問を忘れずに行い，認知障害や転倒・骨折，けいれん発作，せん妄などアルコ

表3-2-5　早発性および遅発性高齢アルコール依存症患者の比較
（Gambert，1997．一部改変）[3]

	早発型	遅発型
アルコール依存症の家族歴	よくみられる	一般的ではない
社会・心理的機能	人格障害が一般的 統合失調症の有病率が高い 社会経済状況が不良 栄養障害 多発生外傷の既往	適応良好 家族と同居 職業歴あり 'skid row'アルコール依存症は稀

表3-2-6 高齢アルコール依存症者に見られやすい行動特性と精神身体所見
(Council on science, 1996[1], Gambert, 1997[3]参照)

1) 飲酒行動
・毎日飲酒
・飲酒中の健忘エピソード
・飲酒を止めるように注意されても飲み続ける
・習慣性過量飲酒に伴う身体的特徴
・認知機能の変化

2) 受療行動
・受診の予約を守らない
・救急外来への頻回の受診

3) 精神・身体所見
・頻回の転倒あるいは骨折
・新たに生じたけいれん発作
・入院中に生じる原因不明のせん妄
・高血圧のコントロールの不安定さ
・貧血
・肝機能障害

ール関連障害の有無をていねいに訪ねる必要がある。
　また離脱症状の薬物治療においては，高齢者の場合ジアゼパムのような長期作用型ベンゾジアゼピンは過剰な鎮静をもたらす危険性があるので，ロラゼパムやオキサゼパムのような短時間作用型ベンゾジアゼピンの使用を推奨する報告もある[11]。

③治療上の配慮点
　高齢アルコール依存症者においても，依存症そのものに対する治療の基本的な部分は，それほど異なるものではない[2]。依存の進行度や関連障害の様相は，個々人で異なっており，治療もそれに即した方法が必要なので，表3-2-7に示す各項目について評価し，治療計画を立てる。これらの項目のうち，特に高齢者においては，身体合併症，日常生活能力，食生活の乱れ，経済状態，対人関係能力，居住環境，配偶者の有無，同居家族について十分な評価を行い，到達可能な治療目標を設定する。高齢者の場合，孤独な単身生活に陥り，食事その他の日常生活に無関心になっていたり，せん妄や抑うつ状態を併発していることが少なくない。また依存の進行度は浅くても，過量飲酒が高齢者の生活の乱れや精神・身体的健康を悪化させる要因として働いていることも多い。また，たとえ家族がいても，核家族化し共働きしている家族や年とった配偶者だけで対処するには負担が大きすぎる場合もある。
　各地に根をおろしている断酒会では，結構高齢の参加者も多く，会員や家族から様々な形で支援がえられる意義は大きい。さらに地域でアルコール関連障害に熱心に取り組んでいるクリニックや病院，保健所，福祉事務所などが連携し様々な支援を提供しながら，地域の中で彼らの生活を支え回復へ導いていく視点（地域ネットワーク）は，核家族化し，個々の家族が孤立化しやすい状況にあっては，不可欠な支援体制である。
　高齢者に対しては特殊な精神療法は必要なく，温かさと理解をもった対応が大切なように

表3-2-7　高齢アルコール依存症の評価項目

> ①依存の進行度，離脱症状の予測
> 　　飲酒歴，アルコール依存症治療歴，アルコール依存徴候（離脱症状を含む）
> ②身体健康度
> 　　アルコール関連身体障害（肝臓，神経系など），身体合併症，日常生活能力（ADL）
> ③精神健康度
> 　　アルコール関連精神障害，精神合併症，ライフ・スタイルの乱れ（食生活を含む），性格，ストレス耐性
> ④社会的機能
> 　　就労状況，就労能力，経済状態，対人関係能力
> ⑤家族の健康度
> 　　配偶者の有無，夫婦関係，配偶者の対処能力，子供の問題行動，居住環境，同居家族，両親との関係

思われる。治療者の早合点による性急な介入はいっそう状況を混乱させ，焦燥感や抑うつ感を悪化させることになりかねない[2]。

なお，高齢者においては，薬物の代謝能が低下しており，向精神薬投与により過鎮静やふらつき，せん妄などを惹起こしやすいので注意を要する。またジスルフィラムは作用時間が長く，活性中間代謝産物 diethyldithiocarbamate（DDC）を産生し，dopamine betahydroxylase（DBH）も阻害する[18]ので，高齢者への使用は避けるべきであろう。

おわりに

高齢アルコール依存症者に対する姿勢は，近隣で生活しているもののみならず，健康・医療にたずさわる者も今なお悲観的であったり，無関心である傾向を否めない。「好きな酒で死ぬのは本人にとって本望だ」などといった言葉は，今なお現実に耳にする言葉である。果たしてそうなのであろうか。自分に対する誇りを投げ捨て，孤独で投げやりな生活の中に身をゆだねていることが，本当に彼の本望なのであろうか。老年期というライフ・ステージを生きる者にとっては，これから先の生きる時間や仕事量は限られたものであり，回復への振幅の度合いも狭められている。しかし，たとえ限られた時間であっても高齢アルコール依存症者が自尊心を取り戻し，生活の質を向上させることは可能である。こうした基本的な治療目標は，他の老年期医療と何ら変わるものではない。

文　献

1) Council on scientific affairs : Alcoholism in the elderly. JAMA 275 : 797-801, 1996.
2) Edwards G. : The treatment of drinking problems. A guide for the helping professions. Grant McIntyre Ltd, London, 1982.（清水信，森岡洋訳：アルコール症治療の手引き—診療・援助にたずさわる人のために，医学書院，東京，1987）
3) Gambert SR. : The elderly. In : Lowinson JH, Ruiz P, Millman RB et al（eds）. Substance abuse, A comprehensive texbook. Williams & Wilkins, Baltimore, 692-699, 1997.

4) 樋口進，荒井啓行，加藤元一郎ほか：高齢者の飲酒および飲酒関連問題の実態把握に関する調査研究報告書，社団法人　アルコール健康医学協会，東京，1995.
5) 樋口進：早期発見，早期介入．樋口進編，アルコール臨床研究のフロントライン，厚健出版，東京，1996.
6) 堀井茂男：老年期のアルコール依存症．こころの科学 91：72-79, 2000.
7) Hurt RD, Finlaysom RE, Morese RM et al : Alcoholism in elderly persons : medical aspects and prognosis of 216 inpatients. Mayo Clin Proc, 63 : 753-760, 1988.
8) 金子善彦，奥平謙一，飯塚博史ほか：高齢アルコール症者の外来初診状況　一専門病院における資料から，日本医事新報 3779：23-29, 1996.
9) 小阪憲司：アルコール性痴呆をめぐって．精神医学レビュー No.16　アルコール依存．洲脇寛編．ライフサイエンス，東京，1995.
10) 厚生省：国民栄養の現状―国民栄養調査成績，厚生省，東京，1993.
11) Kraemer KL, Conigliaro J, Saitz R : Managing alcohol withdrawal in the elderly. Drugs & Aging 14 : 409-425, 1999.
12) 村上優，中村究：老人のアルコール依存の病態と予後に関する研究（その3）．厚生省精神神経疾患研究平成6年度研究報告書．アルコール依存の発症機序と治療に関する研究，59-72, 1995.
13) Naik PC, Jones RG : Alcohol histories taken from elderly people on admission. British Medical Journal, 308 : 248, 1994.
14) 波田あい子，斉藤学，吉兼秀夫：老人とアルコール依存，臨床精神医学 15：1785-1791, 1986.
15) Oslin D, Atkinson RM, Smith DM et al : Alcohol related dementia : proposed clinical criteria. Int J Geriat Psychiatry 13 : 203-212, 1998.
16) 清水新二：Ⅱ．疫学　B．アルコール関連，佐藤光源，洲脇寛編，臨床精神医学講座8　薬物・アルコール関連障害，41-53，中山書店，東京，1999.
17) 白倉克之：高齢アルコール依存症の診断と治療，精神神経疾患研究委託費　アルコール・薬物依存症の病態と治療に関する研究　アルコール・薬物関連障害の診断と治療ガイドライン試案：107-117, 2001.
18) 洲脇寛：物質（アルコール・薬物）依存と中毒，風祭元編，向精神薬療法ハンドブック 103-128，南江堂，東京，1999.
19) 高木敏，松村太郎，山田耕一ほか：高齢依存者の身体症状，老年精神医学雑誌 1：585-589, 1990.
20) 高木敏：内科領域からみたアルコール関連疾患，斉藤学，高木敏，小阪憲司編，アルコール依存症の最新治療 41-127，金剛出版，東京，1989.
21) 吉兼秀夫：老人とアルコール依存，日本臨床 46：197-201, 1988.
22) Victor M : Alcoholic dementia. Can J Neurol Sci 21 : 88-99, 1994.

初出，洲脇寛，中村光夫：老年期のアルコール依存症．最新精神医学，7（1）；53-58, 2002に加筆．

(5) アルコール関連痴呆をめぐって

　アルコールに関連した医学は，大変古く，かつ新しい領域であり，精神医学や神経学においても，これまでWernicke, Korsakoff, Victorなど偉大な研究者を輩出している。特にVictorは，アルコール関連脳障害の大枠を明らかにした人として重要である。また，最近では，画像診断の進歩により生前の診断・治療が可能となり，ますますアルコール関連痴呆の臨床は重要性を増してきている。ここでは，臨床的立場からアルコール関連痴呆について述べてみたい。

a) アルコール関連脳器質障害

　図3-2-1は，臨床上比較的よく遭遇するアルコール関連脳器質障害の症候学上の位置づけを図示したものである。急性症状を呈するものでは，急性中毒と離脱症状が重要であり，おのおのの意識障害の程度によって単純酩酊〜病的酩酊，小離脱〜大離脱がある。亜急性の障害として位置づけられる病態は，Bonhoefferの外因反応経過型やWieckの通過症候群に含まれる多彩な精神状態像がみられるが，ここで臨床上重要なことは，Wernicke・Korsakoff脳症（以下，WK脳症），pellagra脳症，硬膜下血腫などreversible, treatable dementiaが位置づけられることである。

b) アルコール性痴呆—軽症型と重症型—

　慢性のアルコール関連脳器質障害の中で，臨床上よく遭遇する病態は，比較的軽度の人格変化・認知障害・痴呆であり，それらは，従来 alcoholic personality change, alcoholic deteri-

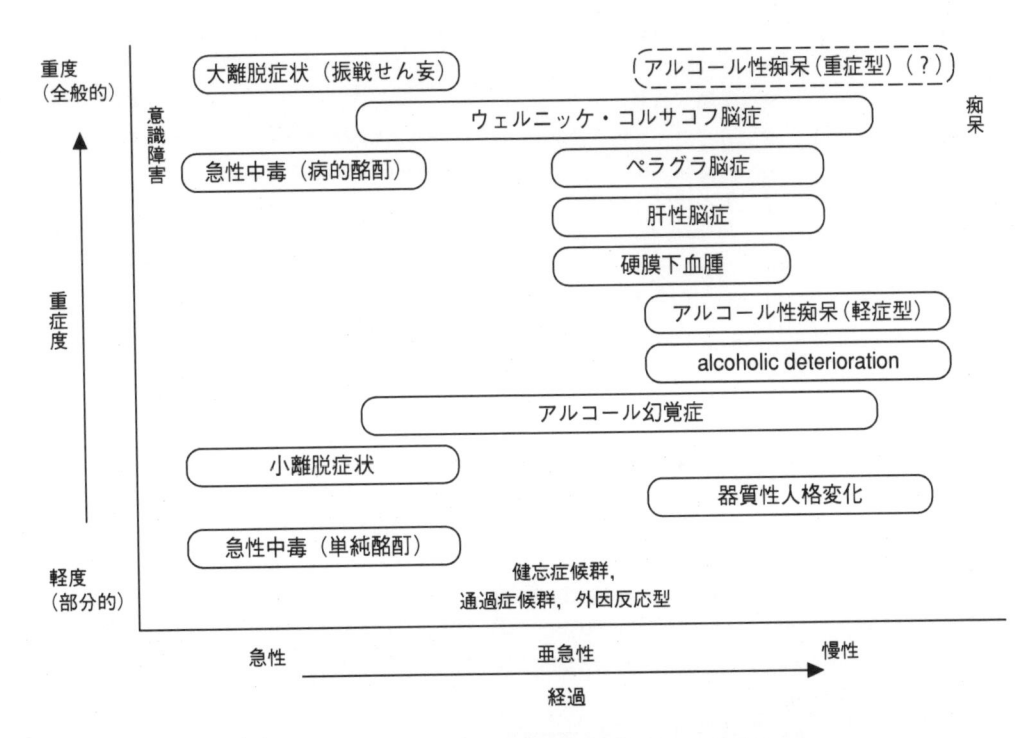

図3-2-1　アルコール関連器質障害の症候学的分布

oration, alcoholic dementia などと呼ばれていた（表 3-2-8）。従来使用されてきた alcoholic dementia は，現在の厳密な意味での痴呆概念に基づくものではなく，その特徴は，全体的には premature aging と呼べるような病態を有している（表 3-2-9）[9]。Alzheimer 型痴呆に比肩するような重度の痴呆が，アルコール単独で生じうるか否かについては，特有な神経病理的所見の欠如から否定的であり，多くの例で Korsakoff 脳症や脳梗塞などの合併を認める[1,7]。

ところで，CT 登場以来，アルコール依存症の領域でも活発な画像上の検索が進められ，アルコール依存症では，脳溝，脳室に軽度の拡大を示す例が多く，また，その所見（shrinkage）は，治療や断酒によってかなりな程度 reversible な点が明らかにされている。

c）アルコール関連痴呆に関与する要因（表 3-2-10）

アルコールの中枢神経系への作用は，まだ不明な点も多いが，アルコールは神経細胞膜の流動性を変化させ，神経伝達系では，まず GABA 系の機能低下を生じ，その後他のモノアミンに波及するのではないかと考えられ，サイアミンやカルニチンは，細胞膜保護作用を有することが指摘されている。また，アセトアルデヒドは，アルコール以上に神経系に toxic であることが動物実験から明らかにされ，離脱症状，ブラックアウト，頭部外傷も brain damege に繋がることが指摘されている。

表 3-2-8 アルコール関連痴呆に含まれる疾患（病態）

1. ウェルニッケ・コルサコフ脳症
2. ペラグラ脳症
3. 肝性脳症
4. 硬膜下血腫
5. アルコール性人格崩壊（alcoholic deterioration）
6. 器質性人格変化（organic personality change）
7. アルコール性痴呆
   （1）軽症型　　（2）重症型（？）
（8. 血管性痴呆）
（9. アルツハイマー型痴呆）

表 3-2-9　Alcoholic dementia

- visuospatial, abstracting, learning and memory impairments
- language skills mostly intact
- IQ tests not profoundly impaired
- cortical atrophy or shrinkage (CT, MRI)
- resemble a premature aging process
- heterogeneity

(Tarter RE, 1986)

表3-2-10 アルコール関連痴呆に関与する要因

1. アルコールとその代謝産物（アセトアルデヒド）
   （飲酒量・期間）
2. 離脱症状，ブラックアウト
3. 頭部外傷
4. 栄養障害
   サイアミン，ニコチン酸，その他のビタミン，蛋白，糖，電解質
5. 肝の代謝機能障害
6. 脳循環障害，低酸素状態
   梗塞，出血，動脈硬化，高血圧
7. 加齢，人格変化
8. 遺伝負因，家族負因
9. 性差

　サイアミン，ニコチン酸，ピリドキシン，B_{12}は，比較的短期間の欠乏でもさまざまな精神症状を呈しうるが，長期の欠乏では痴呆を含む器質性障害を招来する．特にサイアミンは，WK脳症の原因物質とされているが，WK脳症が圧倒的にアルコール依存症に多く，しかもWernicke脳症からKorsakoff脳症への移行もアルコール依存症に多いことから，最近ではサイアミンとアルコールのinteractionの問題が注目され，サイアミンの吸収，貯蔵，排泄に及ぼすアルコールの作用に関心が寄せられている．

　その他，脳循環障害に関しては，mild drinkerは安全だが，heavy drinkerでは，脳卒中のriskが高くなること，加齢とともにアルコールに対する脳のvulnerabilityが亢進すること，男性より女性の方が，短期間の飲酒で脳障害や肝障害の生じることが指摘されている．

文　献

1) 赤井淳一郎：ウェルニッケ・コルサコフ症候群．アルコール依存の生物学（洲脇　寛，栗山欣弥・編），東京，学会出版センター，1994，pp107-121.
2) American Psychiatric Association : Diagnostic and statistical manual of mental disorders, 4th ed. American Psychiatric Association, Washington, DC, 1994.
3) Harper C : Brain damage and alcohol misuse. Curr Opin Psychiatry 2 : 434-438, 1989.
4) Jacobson RR, Lishman WA : Selective memory loss and global intellectual deficits in alcoholic Korsakoff's syndrome. Psychol Med 17 : 649-655, 1987.
5) Jacobson RR : Cerebral damage in aicohol dependence. Curr Opin Psychiatry 1 : 323-329, 1988.
6) Kaplan HL, Sadock BJ, Grebb JA : Synopsis of Psychiatry. 7th ed., Williams and wilkins, Baltimore, 1994, pp 396-411.
7) 小阪憲司：アルコールによる痴呆．臨床精神医学 14 : 1165-1173, 1985.
8) Phillips SC : Neurotoxic interaction in alcohol treated thiamine-deficient mice. Acta Neuropathol 73 : 171-176, 1987.

9) Tarter RE, Edwards KL : Multifactorial etiology of neuropsychological impairment in alcoholics. Alcohol Clin Exp Res 10 : 128-135, 1986.
10) World Health Organization : ICD-10 classification of mental and behavioural disorders : Clinical descriptions and diagnostic guidelines. World Health Organization, Geneva, 1992.

初出, 洲脇寛：アルコール関連痴呆をめぐって．老年期痴呆研究会誌, 8：144-146, 1995に加筆．

(6) アルコール関連障害と職場

　アルコール依存症者の予後を左右する社会的因子のうち，職業，特に定職を有するか否かは，配偶関係，犯罪歴などと並んで，重要な因子として古くから指摘されている[3,14]。しかし，職場は，これまでアルコール関連障害に介入する場として十分な役割を任ってきたとは言い難く，各地域で発展を遂げた断酒会も，家族，精神病院，保健所などが推進の母体であった。それどころか，日本人の一般的な国民感情は，アルコール関連障害の如き私的な問題で会社や職場に迷惑をかけるわけにはいかないとする傾向が強く，職場にアルコール問題を持ち込むことを避けていたとさえ思われる。つまり，そこには，アルコール関連問題が健康問題としてよりも道徳問題としてとらえられていたという事情があるように思われる。

　しかし，一方で，最近のアルコール症医療の動向は，入院治療から外来治療へ，病院内医療から地域医療へと展開しており[17]，特に職業生活，家庭生活が保たれ，回復へのポテンシャルの高い段階で早期に介入をはかろうとしている[15,16]。すなわち，今日のアルコール関連障害に対する対策は，かつてのアルコール依存症の治療・リハビリテーションの段階から，早期介入，予防の問題へと移ってきており，職場がこうした方策を推進する場として重要性を増している。

　WHOでアルコール・薬物問題にとり組んでいる Marcus Grant 氏から私のところへ送られてきた draft, "Health promotion in the work place— alcohol and drug abuse" の冒頭でも，WHO専門委員会が，職場を健康サービス活動の新たな次元と考え[21]，職場での包括的な健康推進プログラムの一環としてアルコール関連問題を推進すべきことを述べている。また，職場での健康プログラムは，従業員のみならず，家族やコミュニティの健康増進につなげる必要性のあることもその中で指摘されている。

　ここでは，まず，職場に特有なアルコール関連障害のあらましを紹介し，次いで，関連障害の発生要因として眺めた職場，特に high risk な職業の問題をとりあげ，最後に，職場におけるアルコール関連障害の予防と治療の問題に言及してみたい。

a) 職場におけるアルコール関連障害

　アルコールの血中濃度上昇に伴い知覚運動機能が段階的に障害されたり，二日酔や慢性的な過量飲酒が，人間の精神生理面にさまざまな影響をもたらすことは，あらためてここで論ずる必要もなかろう。最近では，飲酒運転事故の増加に伴い，特に運転技能に及ぼす飲酒の影響について多くの知見がえられていることも周知の通りである。

　ところで，人間生活全般に共通するアルコール関連障害以外に，職場に付随するアルコール関連障害としては，欠勤，遅刻，事故，能率・生産力の低下，怠職，失業などが挙げられる。

　Edwards らの調査によると，英国のアルコール・インフォメーション・センターのクリニックを訪れた男性アルコール症者中，67％は就労状態にあったが，そのうち98％は過去1年間に飲酒による何らかの不就労時間を認め，93％に週末飲酒による月曜日の遅刻を認めている[1]。また，Saad と Madden は，同じく英国のアルコール症治療ユニットを訪れた患者から過去1年間に健康社会保険局に提出された診断書を検討し，平均86.1日の病欠と35.6日の怠業を認めている[11]。この調査でさらに興味深いことは，欠勤の理由に関してであり，

何らかの精神医学的診断名によるものが36％，事故10％，呼吸器疾患，消化器疾患が各々14％などとなっており，アルコール症という診断名が附されていたものはわずか3％にすぎなかったという。これは，アルコール症専門病院以外の医療機関では，病名そのものにアルコール症ないしアルコール関連障害が明記されていないことの多いことを物語っている。我が国でも，これとよく似た状況にあると推測され，アルコール関連障害の正確な疫学的把握を困難にしている。

　事故や外傷についても，それらの頻度が一般に飲酒によって促進されることは周知のことであるが，Skinnerらは，5項目からなる「外傷スケール」(trauma scale) をアルコール症のスクリーニングに用いることを提案している[13]。すなわち，①骨折や脱臼の既往，②交通事故による外傷，③頭部の外傷，④喧嘩による外傷，⑤飲酒後の外傷に関して簡単な5項目の質問を行い，2項目以上該当すれば過量飲酒〜アルコール乱用の疑いがあるとしている。また，フランスのMetzとMarcouxは，8人の産業医の協力を得て5,000人に及ぶ労働者を対象とした調査を行い，少なくとも15％の事故がアルコールに起因していたことを明らかにしている[7]。前述のEdwardsらの男性アルコール症者の調査でも，アルコール症者の11％において，仕事中の事故と飲酒の間に確実な関連を認め，飲酒が部分的に関連していたと考えられるものを含めると32％にのぼっている。

　ところで，過量飲酒は，欠勤や事故など職場内の関連障害をひき起こすだけでなく，産業全体にも大きな損失を及ぼす。しかし，アルコール関連障害による産業上の損失額について，十分な科学的根拠に基づき信頼度の高い試算を行うことは，なかなか困難な作業である。McDonnellとMaynardは，さまざまな試算方法のうち最小の損失見積額を採用し，イングランドとウェールズでアルコール関連問題を有する人々を75万人と見積もって，1年間の産業上の損失額を試算している[6]。それによると，病欠による損失641.51万ポンド（1ポンド＝270円として1,732億770万円），失業による損失144.74万ポンド（390億7,980万円），医療費95.86万ポンド（258億8,220万円）などとなっており，その他，企業外活動（non-market services）の停止による損失42.23万ポンド（114億210万円），早期の死亡（premature death）による損失567.70万ポンド（1,532億7,900万円），などを算出している。

b）発生要因としての職場—特にhigh riskな職業について—

　飲酒行動の成立には，①agentとしてのアルコール，②hostとしての人間，および③これらをとりまく環境environmentの3つの要因が関与していることは，すでに御承知の通りである。職場は，そのうちの重要な環境因子の1つでもあるので，アルコール関連障害が職場に影響を及ぼすだけでなく，職場そのものがアルコール関連障害の発生因子ともなりうる（work-based etiology）。アルコール関連障害を伴いやすい職業は，一般にhigh riskな（危険性の高い）職業と呼ばれているが，その際riskには2通りの意味合いがあり，1つは，ある職業がアルコール関連障害を促進しやすいという意味でriskという場合と，もう1つは，運転手や危険物をとり扱う職業など，飲酒が仕事の遂行に危険を及ぼすという意味で使用されることがある。ここでは，前者の意味合いで用いることとする。

①high riskな職業

　Horeらは，英国の15のアルコール症治療ユニットを訪れた334例の職業について検討し

た結果，ほとんどすべての職業が網羅されていたが，中でも，船員，パブ・ホテル・レストラン従業員，パブの主人，ホテル経営者，看護師，医師，会社重役などが多く認められたとしている[4]。また，Plantらは，ロイヤル・エジンバラ病院アルコール症治療ユニットを訪れた患者の職業を分析し，100人中64人は，船員，アルコール飲料販売従事者，軍人などhigh riskな職業に属しており，34人は，過去にバーなどの従業員として働いた経験を有するものであったとしている[8]。

ところで，肝硬変の死亡統計が過量飲酒の疫学的研究に有用であることは，周知の通りであるが，英国の国勢調査局が，職種別の肝硬変死亡率について興味深い結果を呈示している[18]。すなわち，イングランドとウェールズにおける1970～1972年の肝硬変死亡例を職種別に分析し，各職種の死亡倍率を求めたものである。それによると，パブ・旅館の主人15.8倍，大型船員7.8倍，バー従業員6.3倍，小型船員6.3倍，漁師6.0倍，ホテル・アパートの経営者・管理者5.1倍，金融・保険仲買人3.9倍などとなっており，医師や作家・ジャーナリストも各々3.1倍と高率を示している。

我国におけるhigh riskな職業については，かつては，大工・左官などの建設業従事者，漁師，船員，女性ではバー・キャバレーのホステスなど水商売関係者が挙げられていたが，これらの職業では，大量飲酒が当然のこととして踏襲され，アルコール飲料のavailabilityが十分な職種である。

山根は，1963～1972年総武病院に入院した男性アルコール依存症患者の職業およびそれらの予後に対する関係について，次のように述べている[22]。すなわち，一般男性に比しアルコール依存症群に多い職業は，第3次産業（運輸通信，サービス，販売）と単純労働であり，また，酒類販売に携わる者の割合は7％で，一般男性（2％）よりかなり高く，完全失業者も一般男性の12倍に及んでいたとしている。また，予後の比較的良好な職種は，ホワイトカラーおよび第1次・第2次・第3次産業従事者のうち定職を持つ者であり，酒類販売業では改善率はやや低く，単純労働者と完全失業者の改善率は低かったとし，予後期間中の死亡率は，職種によって大差はみられなかったとしている。

しかし，最近では，飲酒習慣が各層に浸透し，いつでもどこでも飲める状況になってきたので，職種間の差異は少なくなってきたように思われる。

② high riskな共通因子

Plantは，high riskな職業に特徴的な共通項として以下の8つの要因を挙げている[9,10]。

①アルコール飲料を容易に入手できること

　バー従業員や飲食の接待を再々しなければならないセールスマンなどでは，仕事中の飲酒が多くなりやすい。

②飲酒への集団的圧力

　炭坑夫，船員，サービス業などの職種では，伝統的，慣習的に大量飲酒を可とする風潮があり，そうした周囲の雰囲気に流されやすい。

③通常の社会的，性的関係からの隔絶

　同性だけの環境や家族から遠く離れた状況に長期間おかれると，過量飲酒が促進されやすい。巡回セールスマン，船員，石油堀削員，家事使用人などがこれに該当する。

④監督者のいない状況

　社会的地位の高い職業などで，そばに監督者のいない場合，仕事の遂行に支障を来しても隠蔽されやすく，過量飲酒に傾きやすい。会社社長，弁護士，医師，いつも旅行を続けている職業の人などが，こうした状況に陥りやすい。

⑤高収入または低収入

　医師などの高所得者は，経済的に大量飲酒を続けることができるし，逆に，低所得者は，酒瓶の中に慰めを見出そうとする。

⑥同僚の結託

　処罰や解雇に至らないようにといった人情から，同僚が個人の飲酒問題を隠そうとすることがある。そして，その人の仕事の穴を周囲の人で埋めようとする。

⑦緊張，ストレス，危険性

　炭坑夫，軍隊，船員，海底油田堀削従事者，医師，多額な売買に関わっている人など，独特な責任や危険性を伴う職業では，緊張の軽減を求めて大量飲酒に傾きやすい。

⑧high risk な人が選択しがちな職業

　船員や飲酒サービス関係の仕事へは，もともと大量飲酒に傾きやすい素因や背景を有した人が入りこみやすい面もある。

Plantの指摘した上記の8つの共通因子以外に，著者が重要と考える因子として，高熱下の職場や有機溶剤等を使用している工場などの問題があり，また，外部からのアプローチの難しい職業問題もある。

⑨高熱・乾燥下の職場

　鉄工所やドック，あるいは夏の建設現場など酷暑の中で働く人は，多量の発汗によって脱水を生じ，強い喉の渇きを来しやすい。もし，そうした脱水状態をビールなどのアルコール飲料で補おうとすると，アルコールの利尿作用によって，さらに多量のアルコール飲料を必要とする。また，飲酒後の活発な身体活動は，耐性や依存を助長しやすいと言われている。したがって，こうした環境の下で働く肉体労働者に，仕事の合間や昼食時の飲酒習慣が加わると，アルコール依存へ発展する危険性が高くなる。

⑩アルコールと他の化学物質の相互作用

　かつて石灰工場で働く人々にアルコール・フラッシング反応が生じることがヒントとなり，シアナマイドなどの抗酒剤が開発されるに至った経緯は，御承知の通りであるが，現在，工場内で使用されたり，工場内で発生するさまざまな化学物質とアルコールの相互作用の詳しい実態については，まだ未知の部分も多い。特に，すでに数百種類に及ぶといわれる有機溶剤とアルコールとの相互作用については，十分な調査と検討が必要なように思われる。

⑪閉鎖的な職種

　アメリカでは，アルコール関連問題に周囲から接近しがたい職業として，弁護士，聖職者，大学教師，技師，医師，歯科医師などが挙げられており，こうした職種では，一般に関係者間だけに通用するシステムによって機能しているので，外部の者が直接そのシステムに入りこむことが難しい[19]。我国においても，確かに医師のアルコール・薬物問題の

相談は，親しい先輩などを通して特別に頼まれることが多く，他の職種とは医療へのアプローチを異にしている。そして，治療も個人的に運ばれることが多く，著者の知る限り，断酒会の顧問として貢献している医師は多いが，会員としての医師は稀なように思われる。

c) 予防，早期発見，治療

①職場における治療的介入の意義

Vaillant は，100人のアルコール症者を12年，100人のヘロイン嗜癖者を20年にわたり追跡し，治療前の社会的安定度，特に安定した職歴を有するか否かが長期予後を占う最も頼りになる指標であることを指摘している[20]。単純なことながら，Vaillantの指摘は，我々の臨床経験からもうなずけることである。もう1つ，しばしば指摘されていることに，病院を訪れるアルコール依存症者の治療成功率が30％前後であるのに比し，企業内で行われるアルコール症者のリハビリテーション・プログラムの成功率は50～70％に上るといわれており[5]，これは，定職をとどめている段階で治療的介入を行うことのメリット，および，企業内でのクライエントの治療への動機づけの高さを物語るものであろう。

このように，職場は，アルコール関連問題への介入場所として理想的と思われるに関わらず，我国では，なおアルコール関連問題が健康問題としてよりも道徳問題としてとらえられる傾向が強く，アルコール問題で職場に迷惑をかけるわけにはいかないという思想が根強いように思われる。しかし，一方では，職場は，成人病，癌などの定期検診の場として利用されており，最近，アルコール症や過量飲酒のチェック方法として γ-GTP その他の biological marker や飲酒習慣についての questionnaire が開発され，健康診断の一部として利用されてきている[15,16]。

②予防と治療の統合

ところで，職場におけるアルコール関連問題への対応は，大きく2つの領域，すなわち①予防に関する領域と②発見と治療に関する領域に分けられそうである。この際，予防と治療を対立的なもの，あるいは全く別個のものとして配置するのではなく，両者を連続したものとして，総合的に機能するよう考えていくことが大切であろう。Edwardsらが指摘するように[2]，正常飲酒，過量飲酒，アルコール依存は連続的なものと考えられ，アルコール依存症は，特殊な人格の持ち主だけがかかる特殊な病気ではなく，誰でもかかりうるという認識が必要である。また，予防から治療に至る一連のシステムを企業内に導入するには，経営者側と従業員側双方に，従業員とその家族の健康を推進させることは，企業組織としての大切な使命であるという認識が定着していることが大切であろう。

③予防活動

アルコール関連問題の予防活動は，前述のように，従業員の健康なライフスタイルの形成という広義の健康教育に組み込まれ推進されるのが，効果的と考えられ，企業側も，その方が受け入れやすいように思われる。すなわち，企業内で働く産業医，保健師などが中心となり，成人病予防の一環としてアルコール，タバコ問題を加え，肝機能のモニタリングなどを通して適性飲酒の啓蒙や指導を行うことが，最も一般的な方策であろう。また，職域ごとに一般従業員の中から健康問題を受け持つ係を選任し，その人を通して健康に関する情報を

提供していくのも一法である。彼らは、毎日、同じ職場で同僚と行動を共にしているので、同僚間の飲酒実態がよく分かり、専門職の人より実態に即した実践的な活動を展開しやすいように思われる。

また、同じ職種であっても、職域によって飲酒行動は違ってくるので、上司や同僚が仕事帰りの飲酒を常としていたり、昼食時の飲酒を可とすれば、その集団の飲酒行動は促進されやすくなる。したがって、仕事中の飲酒はもちろんのこと、昼食時や仕事前の飲酒もひかえていくよう申し合わせることは、そうした規範が職場で受け継がれていくことを考えると、単純なことながら大切な方策である。さらに、採用予定者の健康教育の中にアルコール、薬物、喫煙問題を含めたり、アルコール飲料をサービスする職業の人たちに対して、お客さんを適性飲酒の範囲でもてなしていくといった啓蒙も、これからの大切な課題と思われる。

④早期発見と治療

アルコール関連障害を有する従業員を企業内の診療所で治療ないし follow-up していく際、まず、従業員の権利やプライバシイの保護について十分な配慮が必要である。時として企業側の利益と従業員の利益が相反することもありうるので、産業医としてどのような基本姿勢を貫くかといった問題を考えておく必要があろう。この点について、関口は、企業や経営の問題を考えすぎ折衷主義的になるよりも、職場の人々を生活者としてとらえ、各々が無事に人生を生き抜けるよう援助することが大切であろうと述べている[12]。

また、関口の報告によると、1978年3月の時点で電電公社東京中央健康管理所神経科のケアの対象者は737人で（従業員総数45,000人中1.64％）、うちアルコール・薬物依存によるものは38人であったとしている。また、企業内の精神衛生相談室を根拠とした活動によって、自殺の減少、再発率の低下、未治退職の減少、精神障害従業員に対する支援的態度の増大、精神科受診への心理的抵抗の低下などをもたらすことができたと報告している[12]。

著者も、かつて電電公社高知健康管理所の非常勤嘱託医として7年間、相談活動に従事したことがあるが、所轄内で7年間に精神障害のため退職した例は、慢性難治性うつ病の1例のみであったと記憶しており、統合失調症や難治性の精神運動発作型てんかん例も、たびたびの入院はやむをえなかったものの、想像以上に職場の協力と支援を得ることができた。アルコール依存症についても、再々の精神科入院に関わらず改善せず、断酒会へもなじめなかった男性が、毎日上司の部屋で抗酒剤を服用し、乗り越えていった例も経験した。彼の場合、痛飲した翌朝飲み屋からでも出勤するといった並外れた体力と職場への忠誠心を持ち合わせていたことが、成功への原動力となったように思われる。その後、高知健康管理所も次第に合理化が進み、縮小されていく方向になってしまったが、それでも従業員の権利はよく守られ、こちらの主張は職場によく聞き入れてもらえたので、大変やりがいのある仕事であった。

NTTのような経営基盤に恵まれた企業では、上記のように従業員の健康と福利のための組織的な対策を講じることができると思われるが、嘱託医や保健師のいない中小企業では、従業員同志の個人的なつながりの中で支援し合い、それを越える場合は、地域の医療機関や断酒会を利用していくのが、現実的な方法であろう。地域社会として、地域内で生活している人たちのニーズに応じられるネットワークを整え、地域住民の健康度を高めるべくさまざ

まな職種の人が協力し合う体勢が必要となる。また，専門職の人がいない職場でも，担当者の1人が当該地域の治療資源や治療ルートを知っておくことが望ましく，復職に際して職場の受け入れを整えていく役割も必要があろう。アルコール関連問題の場合，現場に復帰してからが本番であり，仕事を続けながらいかに断酒あるいは適性飲酒を続け，健康なライフスタイルを整えていくかを見届けることが大切である。

おわりに

　職場は，アルコール関連障害の予防，発見，リハビリテーションを遂行する場所として大きなポテンシャルを有している。我国でも，職場の健康推進プログラムの中にアルコール関連問題が包含され，従業員とその家族の健康なライフスタイルの実現に向けて前進がはかられることを願ってやまない。

文　献

1) Edwards, G., Fisher, M. K., Hawker, A. and Hensman, C. : Clients of alcoholism Information centres. Brit. Med. J., 2 : 346-349, 1967.
2) Edwards, G., Gross, M. M., Keller, M., Moser, J. and Room, R. : Alcohol-related disabilities. WHO offset Publication No.32, WHO, Geneva 1997.
3) Glatt, M. M. : Treatment results in an English mental hospital alcoholic unit. Acta Psychiat. Scand., 37 : 143-168, 1961.
4) Hore, B.D. and Smith, E. : Who goes to alcoholic units? Brit. J. Addict., 70 : 263-270, 1975.
5) Hore, B. D. : Alcohol and alcoholism : Their effect on work and the industrial response. in "Alcohol problems in employment" edited by Hore, B. D. and Plant, M. A., pp.10-17, Croom Helm, London, 1981.
6) McDonnell, R. and Maynard, A. : The costs of alcohol misuse. Brit. J. Addict., 80 : 27-35, 1985.
7) Metz, B. and Marcoux, F. : Alcoolisation et accidents du travail. Revue du L'Alcoolisme 6, 3, 1960.
8) Plant, M. L. and Plant, M. A. : Self-reported alcohol consumption and other characteristics of one hundred patients attending a Scottish alcoholism treatment unit. Brit. J. Alcohol Alcoholism, 14 : 197-207, 1979.
9) Plant, M. A. : Drinking Careers, occupations, drinking habits and drinking problems. Tavistock, London, 1979.
10) Plant, M. A. : Risk factors in employment. in "Alcohol problems in employment" editid by Hore, B. D. and Plant, M. A., pp.18-33, Croom Helm, London, 1981.
11) Saad, E. S. N. and Madden, J. S. : Certified incapacity and unemployment in alcoholics. Brit. J. Psychiat., 128 : 340-345, 1976.
12) 関口憲一：産業における精神衛生，総論．懸田克躬他編，現代精神医学大系，第23巻B, pp.121-144, 中山書店，東京，1979.

13) Skinner, H. A., Holt, S., Suller, R., Roy, J. and Israel, Y. : Identification of alcohol abuse using laboratiory tests and a history of trauma. Annals of Internal Medicine, 101 : 847-851, 1984.
14) Straus, R, and Bacon, S. D. : Alcoholism and social stability ; a study of occupational integration in 2023 male clinic patients. Quart. J. Stud. Alc., 12 : 231-260, 1951.
15) Suwaki, H. : Detection and treatment of problem drinking. Current Opinion in Psychiatry, 2 : 419-423, 1989.
16) Suwaki, H. : Treatment and outcome of problem drinking. Current Opinion in Psychiatry, 3 : 384-387, 1990.
17) 洲脇　寛：アルコール関連障害の早期治療—特に節酒問題をめぐって—．アルコール医療研究，6：171-174, 1989.
18) U. K. Office of Population Censuses and Surveys : Decennial Supplement England and Wales 1970-72 on Occupational Mortality. HMSO, London, 1978.
19) U. S. Department of Health and Human Sciences : Target, alcohol abuse in the hard-to-reach work force. National Institute on Alcohol Abuse and Alcoholism, Rockville, Maryland, 1982.
20) Vaillant, G. E. : What can long-term follow-up teach us about relapse and prevention of relapse in addiction? Brit. J. Addict., 83 : 1147-1157, 1988.
21) World Health Organization : Health promotion for working populations, Technical Report Series No.765. WHO, Geneva, 1988.
22) 山根　隆：アルコール中毒の長期予後に関する研究．慈医誌，93：458-474, 1978.

初出，洲脇寛：アルコール関連障害と職場．社会精神医学，14（1）：11-17, 1991に加筆．

3. 薬物依存症の臨床

(1) 睡眠薬・抗不安薬依存

　睡眠薬，抗不安薬は，アルコールと同様の中枢神経抑制薬として，類似の急性中毒，離脱症状，身体依存を呈し，その多くがアルコールと交叉耐性を有している。睡眠薬には，比較的半減期の短いベンゾジアゼピン系薬剤やバルビツール酸系・非バルビツール酸系薬剤が供せられ，抗不安薬としては，半減期の長いベンゾジアゼピン系薬剤が主に使用されている。いずれも依存形成能があるが，半減期の長いベンゾジアゼピン系薬剤のそれは，比較的緩和で安全性も高いといわれている。最近では，ベンゾジアゼピン系薬剤の使用が圧倒的に多くなっている。

　しかし，一方で，ベンゾジアゼピン系薬剤の常用量依存（normal-dose or low-dose dependence）が問題となっている。すなわち，比較的低容量のベンゾジアゼピン系薬剤を使用していると，耐性の上昇や使用量の増加はそれほど顕著でないにもかかわらず，減量ないし中断にさいし，不安，振戦，発汗，悪心，嘔吐，さらに長期連用例では知覚異常などが出現する。そのため，当初の不安症状が改善しても，ベンゾジアゼピン系薬剤の中止がむずかしくなる。したがって，ベンゾジアゼピン系薬剤の投与にさいしては，最初から精神療法的アプローチを並行して行い，漫然とした長期投与をいましめる必要があろう。

a) 急性中毒の治療

　前項2章1.(2)を参照されたい。意識障害がないかごく軽度な場合は，興奮や攻撃行動，自殺企図などに気をつけ，観察をつづけることで十分であろう。意識障害を伴う重症な急性中毒では，バイタル機能の注意深い維持管理が必要である。

　ベンゾジアゼピン系薬剤大量摂取による呼吸抑制や過鎮静には，ベンゾジアゼピン受容体拮抗薬の flumazenil が用いられる。初回0.2mgをゆっくりと静注し，投与4分以内に覚醒が得られない場合さらに0.1mgを追加し，総量として2mgを超えないようにする。flumazenilにより一度覚醒しても，時間経過とともに再び意識レベルが低下することがあるので，注意深い観察が必要である。また，不安の強い患者を早期に覚醒させるより，ある程度の鎮静を維持するほうがよい場合もあるので，患者の状態を十分考慮して投与を決める。なお，自殺企図などで三環系抗うつ薬を大量に併用している場合，ベンゾジアゼピン系薬剤の作用低下に伴い，三環系抗うつ薬の中毒作用の増強することがあるので注意を要する。

b) 離脱症状の治療

　一般にバルビツール酸系薬剤の離脱にさいしては，重篤な離脱症状を避けるために置換漸減法がとられることが多い。すなわち，①短時間作用型バルビツール酸系薬剤を phenobarbital に置換し漸減する方法，② pentobarbital に置換し漸減する方法，③使用薬物そのものを漸減する方法などがある。また，ベンゾジアゼピン系薬剤依存の場合は，比較的半減期の長いベンゾジアゼピン系薬剤（chlordiazepoxide, diazepam）に置換し，漸減する方法がとられることが多い。

c) リハビリテーション

睡眠薬・抗不安薬の中では，現在ベンゾジアゼピン系薬剤が汎用されており，医療機関からの漫然とした投薬に関連して依存を生じることが多いので注意を要する．神経症や中・高年の依存例では，治療者-患者関係が確立できれば，不安を受けとめ，薬物に頼りすぎないライフスタイルを目指した外来治療で効果のあがることも少なくない．

　また，メタアンフェタミンやコカイン乱用者が，それらの薬物の作用を打ち消す目的でベンゾジアゼピン系薬剤が用いられることもある．不法薬物を含む多剤依存の場合は，NAやDARCでのリハビリテーションプログラムに参加し活路を見出す例もある（41-42頁参照）．

初出，洲脇寛：物質（アルコール・薬物）依存と中毒．風祭元編，向精神薬療法ハンドブック，改訂第3版．南江堂，東京，1999年，122-124頁に加筆．

(2) 鎮痛薬の乱用と依存

ここで著者がとりあげる鎮痛薬の範囲は，モルヒネ，アヘン・アルカロイドなど麻薬系オピオイドは除くが，ペンタゾシン（pentazocine），ブプレノルフィン（buprenorphine）などの非麻薬系オピオイドを含む鎮痛薬についてである。まず，ペンタゾシンを中心としたオピオイド系非麻薬性鎮痛薬の乱用について触れ，次いで，オピオイド系以外の一般解熱鎮痛薬を取り上げ，最後にこうした鎮痛薬乱用の治療と予防の問題に触れてみたい。

a）オピオイド系非麻薬性鎮痛薬

現在，わが国でオピオイド系非麻薬性鎮痛薬として発売されている薬剤には，ペンタゾシン，ブプレノルフィン，トラマドール（tramadol），エプタゾシン（eptazocine），ブトルファノール（butorphanol）がある[11]。

オピオイド受容体は，μ（ミュー），δ（デルタ），κ（カッパ）の3種の受容体に分類され，さらにこれらの受容体にはサブタイプが存在するが，お互いに影響を及ぼし合いながら鎮痛作用や依存形成に関与していることが明らかにされている[15]。いずれのオピオイド受容体も，鎮痛作用に関与しているが，依存形成については，μおよびδの関与は強いが，κはむしろ依存の形成を抑制するといわれている。ペンタゾシンはκ受容体への作用が主で，μおよびδ受容体への作用は弱く，このことが，ペンタゾシンにモルヒネほど強い身体依存性のみられない理由と考えられている。ブプレノルフィンは，μ受容体に対するパーシャル・アゴニストである。なお，ペンタゾシンによる幻覚や抑うつ症状は，σ（シグマ）受容体を介するものと推測されている[7,8]。

また，これらの麻薬拮抗性鎮痛薬（agonist-antagonist opioid）の用量依存的な特徴が指摘されており[14]，ペンタゾシン，ブトルファノールは，低用量でモルフィン類似の効果があるが，高用量になると不快反応がみられやすいといわれるが，ペンタゾシンに関しては，依存症例も数多く報告されており，個人差も大きいように思われる。ブプレノルフィンも，少量でモルフィン様作用を示すが，高用量ではantagonistとして働く。しかし，不快反応は軽微であるといわれている。ペンタゾシンに比べると，ブトルファノール，ブプレノルフィンの依存報告例は少ないが，それでも，これらの薬物の長期にわたる使用や薬物依存歴のある人，薬物を入手しやすい医療関係者への使用には注意を要するものと思われる。

次に，乱用・依存例の多いペンタゾシンについて，やや詳細に述べてみたい。

①ペンタゾシン

ⅰ．沿革

ペンタゾシンは，1959年，反復投与されても依存性の少ないモルヒネ拮抗薬（agonist-antagonist）として，アメリカのウィンスロップ社で開発され，FDAの厳しい審査の後，1967年非麻薬性鎮痛薬として発売が認可された。当時，WHOの依存性薬物専門委員会でも，ペンタゾシンは，精神依存を生じるが，身体依存は軽微で麻薬に指定する必要はないという見解を示していた。

わが国でも，1970年にペンタジン，ソセゴンという商品名で発売され，後に，ペンタゾン，トスパリール，ヘキサットといった商品が加わった。いずれも，15mg，30mgの注射液で，当初内服薬は発売されていなかった。

注：アメリカでは，ペンタゾシンの錠剤も発売されたが，1970年代後期から1980年代初頭にかけて"T's and Blues"と呼ばれる乱用が流行した。T'sはペンタゾシンを含むTalwin錠，bluesは抗ヒスタミン剤のtripelennamineのことで，これらの薬剤を粉末にして溶かし，フィルターで濾した後静脈注射すると，ヘロイン類似の多幸感をもたらすことが知れ渡った。1981年，製薬会社とFDAで解決策が協議され，経口摂取ではnarcotic antagonistとしての作用を示さず，注射されるとantagonisticな作用が出現するようナロキソン塩酸塩0.5mgが添加された。その結果，ペンタゾシンの乱用は，その70％が激減したと報告されている[2]。

その後，ペンタゾシンは，わが国でも，優れた鎮痛作用と麻薬指定となっていない簡便さから，外科，麻酔科，内科などで広く使用されている。しかし当初，安全と考えられていた本剤も，連用すると依存を生じることが，わが国でも数多くの報告から確かめられている。1991年には，「麻薬及び向精神薬取締法」の改正に伴い，薬事法における習慣性医薬品の乱用防止も強化され，向精神薬のうち特に第一種（メチルフェニデート，メタカロンなど）および第二種（ペンタゾシン，アモバルビタールなど）についての管理が強められ，第三種（トリアゾラム，メプロバメートなど）や向精神薬に指定されていないブロムワレリル尿素も注目されることとなった[6]。

注：わが国でもペンタゾシンの錠剤が認可され，ペンタゾン，ペンタジン，ソセゴン，各25mg錠が1997年10月より発売されている。アメリカにおけると同様1錠中にナロキソン0.25mgが添加され，添付文書の冒頭に「本剤を注射しないこと。本剤にはナロキソンが添加されているため，水に溶解して注射投与しても効果なく，麻薬依存患者では禁断症状を誘発し，また，肺閉塞，血管閉塞，潰瘍，膿瘍を引き起こすなど，重度で致死的な事態を生じることがある」という警告が載せられている。

ⅱ．薬理作用と依存性

ペンタゾシンは，モルヒネのC環を除いたbenzomorphan誘導体で，0.5mg/kg投与時の血中半減期は，76.8±42.8分（筋注時），43.8±36分（静注時）である。ペンタゾシンは，主として肝臓でグルクロン酸抱合を受け，その代謝産物と11〜13％の未変化体が尿中に排泄される[11]。オピオイド受容体などを介しての中枢性刺激伝導抑制による優れた鎮痛効果を有し，ペンタゾシン30mg非経口投与は，モルヒネ10mg，ペチジン75〜100mgに匹敵するといわれている。また，ペンタゾシンはナロルフィンの1/15程度の弱いモルヒネ拮抗作用があり，モルヒネ依存患者にペンタゾシンを投与すると離脱症状が出現することがある。また，ナロルフィン同様，幻覚などの精神症状をきたすことがある。

依存性に関しては，柳田らによるアカゲザルを用いた自己投与実験で[18]，ペンタゾシンが頻回に摂取されるようになることが明らかにされ，その強化効果（精神依存）は，コデインと同等か，それ以下であろうとされている。一方，ペンタゾシンを反復投与されたサルで，休薬後もナロキソン投与後も明確な退薬症状は出現せず，ペンタゾシンの身体依存性は弱いと考えられている。

中央薬事審議会の依存性薬物調査部会でも，1972年以後ペンタゾシンの依存性について報告例をもとに監視と検討が続けられているが，1972〜1976年の時点ですでに63例の乱用

例が報告され，臨床面においても身体依存性は弱いが，精神依存性はかなり強い薬物としてとらえられている[4]。

ⅲ．ペンタゾシン依存の臨床特徴

これまでのペンタゾシン依存報告例や自験例の検討から，ペンタゾシン依存の臨床特徴として以下のような特徴があげられそうである[3,9,12,16]。

● 疼痛の治療を契機に医原性に生じている例が多く，さまざまな疼痛を理由に他科受診が繰り返されており，精神科への受診は遅れがちである。

● 医師，看護師など医療関係者に比較的多く認められ，年齢層も比較的高い。これは，ペンタゾシンが注射液のみで，一般の人々には入手困難であったためと考えられる。医師は，本剤の連用および薬剤の管理に十分な注意が必要である。

● 過去に，睡眠薬，抗不安薬，アルコール，覚醒剤などの乱用歴を認めることが多い。薬物乱用歴のある患者への投与は慎重を要する。

● 本剤使用時には，モルヒネに似た多幸感を生ずる例が多く，薬物の使用量や離脱症状は，症例によりまちまちで，概して身体依存は軽く精神依存が中心と考えられる。

● 離脱症状としては，不安，不眠，焦燥，全身倦怠感などの精神症状，および鼻汁，流涎，発汗，下痢など軽度の自律神経症状にとどまる例が多い。せん妄やけいれん発作をきたした症例報告もあるが，バルビタールやアルコールとの併用が認められ，これらの薬物に関連している可能性が高い。

b）非オピオイド系鎮痛薬

尾崎らの全国的な調査によると[13]，1996年9月〜10月に，578有床精神科医療施設を受診した薬物関連精神疾患は904例で，うち覚醒剤，有機溶剤症例がおのおの56.3％，22.8％と大半を占め，鎮痛薬，睡眠薬，抗不安薬は，おのおの2.2％（20例），4.2％，1.4％と少数である。ただし，多剤乱用症例（9.4％，85例）の使用薬物は，鎮痛薬31.7％（27例），睡眠薬54.1％，抗不安薬40.0％と医薬品が大多数を占め，覚醒剤，有機溶剤，大麻などの不法薬物は，おのおの4.7％，2.4％，3.5％と多剤乱用中に占める比率は，予想外に低率である。また，904例の薬物乱用歴の中で，鎮痛薬として具体的に薬品名のあげられたものは，表3-3-1のごとくであるが，これをみると，セデス，ナロンなど処方箋のいらない市販薬が多数を占めていることが分かる。

ちなみに，ナロンエースに含まれる有効成分を示すと，表3-3-2のごとくであるが，このうち依存形成の可能性のある成分は，ブロムワレリル尿素とカフェインである[10]。ブロムワレリル尿素は，大量投与が続くとバルビタールやベンゾジアゼピンに類似した依存を形成するといわれている。こうしたブロムワレリル尿素，あるいはアリルイソプロピルアセチル尿素とカフェインの配合は，他の多くの解熱鎮痛薬でもみられるものである。

アスピリン，パラセタモール，フェナセチンのようにこれまでの研究で依存性が特定されていない物質の乱用は，ICD-10では，F55.依存を生じない物質の乱用（abuse of non-dependence producing substance）の中に分類される[17]。しかし，こうした薬物も，頭重感や倦怠感を一時的にしろ改善するので，心身症的・心気的愁訴に悩まされる患者にとって，それらはeuphoricな方向へのstate changeをもたらしてくれるものであり，薬物の連用へ

表3-3-1 薬物依存関連症例中の使用鎮痛薬の種類（尾崎ら，1997[13]）

鎮痛薬	例数（総数：904）
セデス	24
ナロン	16
バッファリン	9
ペンタゾシン	7
サリドン	5
ボルタレン	5
ノーシン	4
ポンタール	3
レペタン	2
ロキソニン	2
麻薬系鎮痛薬	2
ブスコパン	1
アスピリン	1
その他の市販薬	3

表3-3-2 ナロンエースに含まれる有効成分

有効成分	含有量（2錠中）
イブプロフェン	144mg
エテンザミド	84mg
ブロムワレリル尿素	200mg
無水カフェイン	50mg

とつながり，症例によっては，精神依存へと発展することは，大いにあり得ることである。恐らく，解熱鎮痛薬においても，ベンゾジアゼピン系薬物の低用量（常用量）依存（low dose or normal dose dependence）と同じように，多くの低用量依存者が底辺に存在し，そのうちいく人かの例が，さまざまな心身のストレスやパーソナリティ要因がからんで，顕在性の依存症例として浮かびあがってくるのであろう。

　年齢や性差に関しても，鎮痛薬依存と睡眠薬・抗不安薬依存はよく似た特徴を有している。いずれも，比較的中・高年層に多く，女性の比率が，他の薬物依存（特に不法薬物）に比して高く，医原性の契機が認められるなどの共通点がある。また，人格面についても，心気・抑うつ・無力傾向などが多く認められ，境界性人格障害や反社会性人格障害も，多剤依存例などではかなりな頻度認められる。

c）治療と予防
①多面的な臨床評価と治療ストラテジー
　長期にわたる鎮痛薬の服用が疑われたとき，まず，なによりも疼痛をめぐる正確な病歴と

鎮痛薬その他の薬物の服用歴についての正確な情報を得ることが第一である。また，慢性疼痛を主訴としている場合は，身体的基盤の有無について他科医による診断評価と協力が不可欠である。また，患者，他科医との間で十分なコミュニケーションを図る必要があり，精神科医の側からの，積極的なリエゾン活動が求められる。治療初期には，疼痛そのものへの関心を十分払っていないと，いわゆるhospital shopping, doctor shoppingが起こりやすく，いつの間にか治療から脱落していることもよくあることである。また，こうした身体面の十分な評価と合わせて，正確な精神医学的評価（不安，抑うつ，パーソナリティ，dual diagnosisなど）と生活背景（職業，家庭，経済状況など）の把握が必要なことはいうまでもない。

　以上のような患者の多面的な評価をもとに慢性疼痛の種類，鎮痛薬の必要性の有無，依存の重症度，生活背景などを考慮に入れ，患者と話し合い同意を得ながら，また，家族の協力も得ながら，具体的な治療計画を立て，治療を進めることになる。

　そして，もし，身体的基盤が認められず鎮痛薬の単独乱用か，多剤であっても医薬品に限られている場合は，外来で漸減していくことも可能であろう。しかし，覚醒剤その他の不法薬物との多剤乱用が認められる場合は，自助グループへの参加や入院治療なども含めてより本格的な依存治療の必要なことが多い。

②予防と教育

　前述したように，鎮痛薬の多くは，他科医から投与され，医原性に生じているので，乱用の予防に関しても，他科医への啓蒙と協力・連携が不可欠である。鎮痛薬投与時に，それが痛みに対する対症的な治療であること，習慣性，依存性を含めた副作用についての説明など，患者への十分な情報の提供と正しい薬の使い方についての指導が行われるべきであろう。こうした説明は薬店においても必要なことである。また，依存ができあがってくると，方々の医療機関や薬店から投薬を受けていることが多いので，医療機関相互の情報交換や，同一疾患あるいは同種の薬物による複数の医療機関での治療がチェックできれば，乱用の早期発見，予防につながり，医療費の節約にもなる。

おわりに

　最後に，以下の3点について注意を喚起しておきたい。

　①鎮痛薬依存は，精神依存が主で身体依存が少ないという理由で軽視されやすいが，精神依存こそ物質依存の主要な病態であることを銘記すべきであろう。御存知のように癌患者の疼痛には麻薬系オピオイドが連用されることが多く，それらを中断すると離脱症状が生じるが，自らは決して薬物探索行動を示さない場合，中枢神経系にオピオイドに対する神経適応（neuroadaptation）が生じているが，依存であるとは規定されない。また，メタアンフェタミンやコカインなど中枢刺激薬の身体的離脱症状は軽微であることを思い浮かべていただきたい。

　②もう1つ忘れてならない点は，アルコールや覚醒剤依存の，いわばかくれた依存性物質（hidden substance）として，鎮痛薬が使用され，依存の継続をバックアップしていることが多い点である。

③ペンタゾシンについては，それが注射液による非経口摂取であったため，麻薬や覚醒剤依存に近い生態がみられ，ペンタゾシン依存者は，時に医療機関の網の目をくぐるような，あるいは窃盗による薬物入手行動がみられるので，病院全体あるいは地域単位での情報交換や協力が必要とされる。

文　献

1) 有川勝嘉，永田利安，山内洋三：Pentazocine 依存の2症例．精神医学 17：1993-1200, 1975.
2) Baum C, Hsu JP, Nelson RC：The impact of the addiction of naloxone on the use and abuse of pentazocine. Public Health Rep 102：426-429, 1987.
3) 後藤　裕：ペンタゾシン依存―臨床の立場から―．佐藤光源，福井　進編：薬物依存．世界保健通信社，pp186-192, 1993.
4) 伊藤　斉：非麻薬系鎮痛薬による薬物依存．大原健士郎，田所作太郎編：アルコール・薬物依存―基礎と臨床―．金原出版，pp493-495, 1984.
5) 岩瀬利郎，内野　厚，名倉理志ほか：一卵性双生児の片方のみに発症したナロンエース依存の1症例―その人格発達との関連―．臨床精神医学 23：1517-1523, 1994.
6) 加藤正明：麻薬及び向精神薬取締法．加藤正明ほか編：新版精神医学事典．弘文堂，p744, 1993.
7) 加藤　信：ペンタゾシン依存―基礎の立場から―．佐藤光源，福井　進編：薬物依存．世界保健通信社，pp183-186, 1993.
8) 加藤　信：ペンタゾシン．大原健士郎，宮里勝政編：アルコール・薬物の依存症．医学書院，pp329-336, 1997.
9) 松下昌雄：ペンタゾシンによる精神障害．神経精神薬理 10：77-87, 1988.
10) 日本大衆薬工業協会（編）：2002-'03大衆薬事典一般用薬品集，第8版．じほう，2002.
11) 日本医薬情報センター（編）：2003年版医療薬日本医薬品集．じほう，2003.
12) 小片　基，小林勝司，岡本宣明ほか：鎮痛薬 pentazocine による薬物依存．日本医事新報 2522：11-14, 1972.
13) 尾崎　茂，和田　清，福井　進：全国の精神科医療施設における薬物関連精神疾患の実態調査．平成8年度厚生科学研究助成金（麻薬等対策総合研究事業），研究報告書．pp61-86, 1997.
14) Peachey JE：Clinical observation of agonist-antagonist analgesic dependence. Drug Alcohol Depend 20：347-365, 1987.
15) 鈴木　勉：薬物依存の形成機序．Molecular Medicine 32：140-145, 1995.
16) 田中克住，亀田英明，杉田義郎ほか：禁断時にせん妄状態を呈した pentazocine 依存の1例．精神経誌 81：289-299, 1979.
17) World Health Organization：The ICD-10 Classification of Mental and Behavioural Disorders ― Clinical descriptions and diagnostic guidelines. WHO, Geneva, 1992.（融

道男ほか訳：ICD-10 精神および行動の障害—臨床記述と診断ガイドライン．医学書院，1993．)

18) 柳田知司，生沼永興，高橋三郎：アカゲザルにおける pentazocine の薬物依存性試験．実中研・前臨床研究報 1 : 51-57, 1975.

初出，洲脇寛：鎮痛薬の乱用，臨床精神医学，27（4）：391-396, 1998 に加筆．

(3) ニコチン依存の診断と評価

近年，ニコチン依存の治療や予防への関心は着実な進展を見せており，ICD，DSM分類でもニコチン依存は確固とした位置を占めるようになった。こうした最近の状況の中で，ニコチン依存の診断・評価をいかに行うかは，治療方法を選択し評価する上で，また予後を予測する上で，重要性を増してきている。

ここでは，まず，① ICD，DSM 分類におけるニコチン依存の位置づけと診断上の問題点について，アルコール依存と比較しながら述べてみたい。次いで，② FTQ（Fagerstrom Tolerance Questionnaire）による評価と FTND（Fagerstrom Test for Nicotine Dependence）への発展にふれ，現在ニコチン依存の診断評価にどのような方法が適切かについて著者の考えを述べてみたい。

a) ICD，DSM 分類におけるニコチン依存の位置づけ―アルコール依存と比較して―
① ICD 分類におけるタバコ依存

ICD 分類が，わが国の精神疾患分類に本格的な影響を及ぼしはじめたのは，1974年，ICD-8 の Glossary of mental disorders and guide to their classification[9] が著されて後の比較的最近のことである。

ICD-8 においてアルコール関連障害は，291. アルコール精神病，303. アルコール症という独立したコードがすでに与えられており，その中で各々4桁までの細分類が提示されている。これに比べ，タバコ（ニコチン）に関しては，まだ，その用語すら ICD-8 には登場しておらず，もしタバコ依存を ICD-8 の分類中に位置づけようとすれば，304.8 その他の薬物依存に該当することになろう。すなわち，ICD-8 の段階では，さまざまな薬物を含めた 304.薬物依存が，303. アルコール症に次いでコード化されており，薬物依存全体として，ようやくアルコール症と対等の位置づけが与えられていることになり，タバコ依存についてはまだ，その名称すら薬物依存の細目に登場していなかったわけである。

ICD-9（1978年）になると，291. アルコール精神病と並んで，292. 薬物精神病が並記され，また，303. アルコール依存症候群，304. 薬物依存のほか 305. 非依存性薬物乱用（nondependent abuse of drugs）の項目が設けられ，その中にはじめてタバコが市民権を得ることになった。ここで，nondependent abuse という奇妙な用語の使われ方がされているが，その後 WHO 専門委員会は，この abuse という用語が多義的で科学的用語としては曖昧すぎるとして放棄することとなり，次の ICD-10 では，有害な使用（harmful use）としての部分が残されることになる。しかし，この頃の WHO グループのタバコに対する理解としては，その身体面への有害性を認め，その意味で abuse に含めているが，タバコを依存としてとらえるまでには成熟していなかったわけである。

次いで ICD-10（1992年）の時代に入り，物質使用による障害は，F1. 精神作用物質使用による精神および行動の障害として独立したセクションが与えられることになる[10]。そして，3桁目（F10-F19）において，各種の依存性物質を特定し，F10. アルコール使用による精神および行動の障害，F17. タバコ使用による精神および行動の障害のごとく，ここでアルコールとタバコがはじめて対等な立場を与えられることとなる。また臨床状態像は，4, 5桁目のコードで特定されるように構成されることとなった。すなわち ICD-10 では，各種の

依存性物質に共通した臨床状態像の診断ガイドラインが提示され，各依存物質毎の状態像診断は示されていない（ただし，研究用に作成された"ICD-10, Diagnostic Criteria for Research"ではAcute Nicotine IntoxicationとTobacco Withdrawal Stateの診断基準が示されている）。そして，これら共通の臨床状態像のうち，タバコ使用による障害は，その臨床特徴から，多くはF1x.1 有害な使用，F1x.2 依存症候群，F1x.3 離脱状態にコードされるものと思われる。

② DSM 分類におけるニコチン依存

DSM 分類が，ほとんど衝撃的ともいえるインパクトをわが国の精神医学会に与えたのは，1980年DSM-Ⅲが現れたときである。DSM-Ⅲにおける依存性物質使用障害の分類では，当時のWHOグループが科学的用語として不適切なため捨て去ろうとしていた乱用（abuse）という用語を大胆に復活させ，乱用と依存という2つの概念で物質使用障害を整理しようとした点に特徴がある。その後，DSM-Ⅲ-R，DSM-Ⅳと改訂が進められるが，基本的な枠組には大きな変化がないので，ここではDSM-Ⅳについてのみふれることにする。

DSM-Ⅳでは，物質関連障害を物質使用障害（Substance Use Disorders）と物質誘発性障害（Substance-Induced Disorders）に二大別し，前者は，前述のごとく物質依存と物質乱用に分類され，後者はSubstance Intoxication, Substance Withdrawal, Substance-Induced Persisting Amnestic Disorderなどに細分され，各々の診断基準が示されている[1]。またDSM-Ⅳでは，以上のような各依存物質に共通した診断クライテリアのほかに，各々の物質に特有な診断クライテリアが示されており，ICD-10よりややていねいである。

ニコチン関連障害に関しては，ニコチン使用障害としてニコチン依存が（ニコチン依存の診断基準は物質依存に共通のクライテリア），ニコチン誘発性障害としてニコチン離脱（ニコチン離脱の診断基準は，物質離脱共通のクライテリアとは別個に示されている）が挙げられているのみである。この点，アルコール関連障害が多彩な精神医学的症候を呈し，依存，乱用，中毒，離脱，せん妄，痴呆，健忘性障害，精神病性障害などDSM-Ⅳで挙げられているすべての物質関連障害を発現しうるのと対照的である。

以上，ICD，DSM両分類におけるニコチン依存の位置づけと診断について，アルコール依存と比較しながら概観してきたが，そこから導き出される点を要約すると，

①ICD分類の歴史的な発展やDSM-Ⅳにおける関連障害の相違から明らかなように，現在の両分類の物質依存の概念の多くは，アルコール関連障害の臨床的研究を基盤に発展し，それを，その後各種の薬物依存にも適応し，物質依存として統合しようとしたものである。

②そうした歴史的な発展過程において，ニコチン依存もようやく依存性物質の一つとして位置づけられ，それはそれで，大系的分類としては正しい方向と思われる。しかし，そこに示されている各種依存性物質の診断基準は概念的，包括的で具体性に欠けるところがあり，物質依存全般を熟知した精神科医以外には，使い難いところがある。

③特にニコチン依存のケースは，一般内科医や産業医，保健師などが関わることが多く，他科の医師にもわかりやすく，具体的で簡便なものの方が有用性が高いように思われる。

④また，これまでの多くの調査結果から，大部分の喫煙者は1日10～40本の喫煙を行い，彼らの75～90%が禁煙したいと思いつつ，できないでいるという結果が出されている[3]。

この点，習慣性飲酒者の場合は，10～20人に1人程度のかなり限定された人々がアルコール依存症として治療の対象となるので，大きな相違が認められる。すなわち，タバコ依存ではアルコール依存より依存を広範囲にとらえることが有用であり，大部分の喫煙者は，dependenceの面で軽重の差があったとしても治療的援助の対象となりうるわけである。

⑤以上のことから，ニコチン依存においてはアルコール依存と異なり，ICD-10やDSM-Ⅳの診断基準を用いた依存か否かの診断よりも，依存の程度の重みづけ（段階評価）の方が実用的価値が高いように思われる。

b）質問紙法によるニコチン依存の評価—FTQ から FTND へ—

1978年，Fagerstromによって開発されたタバコ依存の質問評価表，FTQ（Fagerstrom Tolerance Questionnaire）は，これまで最も頻繁に利用されてきた質問紙法である（表3-3-3）[2]。Fagerstrom自身，この質問表に含まれる8つの質問を設定した理由として次のような根拠を挙げている[3]。

①ニコチンの摂取頻度と量：質問4. 1日の喫煙本数；質問7. 銘柄によるニコチン含有量

②生体のニコチン利用効率：質問8. 吸入深度

③血中ニコチン濃度低下時のニコチン摂取行動，離脱症状：質問1. 起床後，最初の喫煙までの時間；質問3. 最もやめ難い喫煙（朝の1本）；質問5. 起床後数時間の喫煙本数

④喫煙行動が，外的環境より内的な衝動に支配されること：質問2. 禁じられた場所での喫煙；質問6. 病床にあっての喫煙

表3-3-3 FTQ（Fagerstrom Tolerance Questionnaire）（Fagerstrom, 1978）

質　問	回　答	得点
1. 朝，起床後何分で最初の喫煙をしますか	30分以内 それ以後	1点 0
2. 寺院や，図書館，映画館など，喫煙を禁じられている場所で禁煙することが難しいですか	はい いいえ	1 0
3. 1日の喫煙のなかで，どれが一番やめ難いですか	朝，最初の1本 その他	1 0
4. 1日に何本吸いますか	15本以下 16～25本 26本以上	0 1 2
5. 他の時間帯より，起床後数時間に多く喫煙しますか	はい いいえ	1 0
6. ほとんど1日中，床に伏しているような病気の時も喫煙しますか	はい いいえ	1 0
7. あなたのよく吸う銘柄のニコチン含有量はどのくらいですか	0.9mg以下 1.0～1.2mg 1.3mg以上	0 1 2
8. どのくらいの頻度で深く吸いこみますか	時々 いつも	1 2

またFTQの総得点は，0～11点の範囲にあり，喫煙者の平均得点は多くの調査で5～7点，治療を求めてくる喫煙者の平均点は6～7点が一般的なので，6点以上を重度依存と位置づけることが多い。

　加藤らは[6]，FTQを用いて508人の勤務者を調査し，6点以上の重度タバコ依存者は93人で，喫煙者全体の51.1％，全被調査者の18.3％であったとしている。また，かつて喫煙し，現在禁煙中の51人の中には，6点以上の重度依存者は1人もいなかったと報告している。

　その後，Fagerstromら[3]は，FTQスコアとCO，ニコチン，コチニンなどの生物学的指標の関連について17の研究をレビューし，そのうち15の研究でFTQの重度とこれらの指標の間で相関がみられたとしている。ただ，依存度の評価にこうした生物学的指標を用いる際の留意点として，血中ニコチン濃度は，ニコチン依存そのものではなく，個人によりレセプターの数や感度が異なっていたり，ニコチン濃度が低くても，依存度の高いことがありうることを指摘している。つまり，ニコチン依存も，他の依存と同様，個体の側に形成される薬物探索行動や衝動的欲求（craving），離脱症状など依存症候群の総体の中で評価されるべきなのである。

　その他Fagerstromらは，同じレビュー論文の中で[3]，①FTQスコアとニコチン離脱症状の相関は強くないこと，また治療に関して，②ニコチンガムなどによるニコチン置換を行わない治療の成功率の予測には，FTQは優れているが，ニコチン置換療法では，FTQスコアと治療効果の関連は明瞭ではないこと，ただし，③FTQスコアは，ニコチン置換療法における効果的なニコチン投与量を決める上で有用であること，などを指摘している。

　ところでHeathertonら[4]は，異なる3つの対照群を用いた調査で，①起床後最も早く喫煙する群は，CO，ニコチン，コチニンの生体内レベルが，他の群より高く，また，②1日の喫煙本数の最も多い群では，やはり，これらの生物学的マーカーが高く，禁煙の難しさを述べていたとしている。こうした研究結果から，彼らは，ニコチン依存の指標として，①TTF（time to the first cigarette of the day）：起床後最初の一服までの時間と②CPD（number of cigarettes per day）：1日の喫煙本数の2項目が最も実用的で，侵襲度も少なく効果的な評価項目であると結論している。また，これらTTFとCPDの評価に当たっては，FTQと違ってTTFは，①5分以内，②6～30分，③31～60分，④61分以上の4段階に評価し，CPDも，①1～10本，②11～20本，③21～30本，④31本以上の4段階に評価することが最も有効な評価法であることを統計学的解析を用いて明らかにしている。

　さらに，Heathertonら[5]は，上記の研究結果を発展させ，254人の喫煙者を対象にFTQの各質問項目とCO，コチニン，ニコチンなどの生物学的マーカーについて検討し，銘柄によるニコチン含有量と吸入深度に関する質問項目は，生物学的マーカーとの関連性が認められず，むしろFTQ全体の評価に欠陥を与えていることを見出した。また彼らは，TTF，CPDを前述した4段階に評価した方が，いっそう依存度の評価を正確にすることを再確認し，FTQの改訂版としてFTND（Fagerstrom Test for Nicotine Dependence）を提唱した（表3-3-4）[5]。FTNDでは表3-3-4のごとく，FTQの質問項目中銘柄によるニコチン含有量と吸入深度に関する2つの質問が削除され，6つの質問に集約されている。そして，TTFと

表3-3-4　FTND (Fagerstrom Test for Nicotine Dependence)　(Heatherton, 1991)

質問	回答	得点
1. 起床後何分で最初の喫煙をしますか	5分以内 6〜30分 31〜60分 61分以後	3点 2 1 0
2. 寺院や，図書館，映画館など，喫煙を禁じられている場所で禁煙することが難しいですか	はい いいえ	1 0
3. 1日の喫煙のなかで，どれが一番やめ難いですか	朝，最初の1本 その他	1 0
4. 1日に何本吸いますか	10本以下 11〜20本 21〜30本 31本以上	0 1 2 3
5. 他の時間帯より，起床後数時間に多く喫煙しますか	はい いいえ	1 0
6. ほとんど1日中，床に伏しているような病気の時も喫煙しますか	はい いいえ	1 0

CPDが4段階評価に変わり，各々0〜3点が与えられ，その結果，FTNDの総得点の範囲は0〜10点となっている。その後，FTNDについての追試研究が各地で行われており，FTNDの有用性を認める方向にあるように思われる[7,8]。

c）まとめ

　ニコチン依存の診断と評価をめぐって，まずICD-10とDSM-Ⅳにおけるニコチン依存の位置づけと診断上の問題点を指摘し，次いでニコチン依存独自の質問紙評価法として発展してきたFTQとFTNDを取り上げ解説した。

　喫煙による健康障害が飲酒以上に明白であるにかかわらず，習慣性喫煙者の多くが，禁煙したいと思いながらできないでいることから，ニコチン依存においては，依存の範囲を広くとらえた方が治療的・予防的観点からの有用性が高いと思われる。またニコチン依存の臨床の場は，アルコールその他の物質依存に比べ，それほど精神科的な場所に限定されていないのが特徴である。こうしたことから，ニコチン依存の診断評価に当たっては，他科の医師や保健医療従事者にも分かりやすく，簡便性を備えていることが必要と思われる。現時点では，FTNDとできればコチニンなどの生物学的マーカーを組み合わせた評価が有用と考えられる。

文　献

1) American Psychiatric Association : Dagnostic Criteria from DSM-Ⅳ. American Psychiatric Association, Washington DC, 1994.
2) Fagerstrom Karl-Olov : Measuring degree of physical dependency to tobacco smoking with reference to individualization of treatment. Addictive Behaviors 3 : 235-241, 1978.

3) Fagerstrom Karl-Olov, Schneider NG : Measuring nicotine dependence : a review of the Fagerstrom Tolerance Questionnaire. Journal of Behavioral Medicine 12 : 159-182, 1989.
4) Heatherton Todd F, Kozlowski LT, Frecker RC et al. : Measuring the heaviness of smoking : using self-reported time to the first cigarette of the day and number of cigarettes smoked per day. British Journal of Addiction 84 : 791-800, 1989.
5) Heatherton Todd F, Kozlowski LT, Frecker RC et al. : The Fagerstrom Test for Nicotine Dependence : a revision of the Fagerstrom Tolerance Questionnaire. British Journal of Addiction 86 : 1119-1127, 1991.
6) 加藤正明：タバコ依存の精神科診断基準．臨床精神医学 20 ： 731-736, 1991.
7) Payne Thomas J, Smith PO, McCracken LM et al. : Assessing nicotine dependence : a comparison of the Fagerstrom Tolerance Questionnaire (FTQ) with the Fagerstrom Test for Nicotine Dependence (FTND) in a clinical sample. Addictive Behaviors 19 : 307-317, 1994.
8) Pomerleau Cynthia S, Carton SM, Lutzke ML et al. : Reliability of the Fagerstrom Tolerance Questionnaire and the Fagerstrom Test for Nicotine Dependence. Addictive Behaviors 19 : 33-39, 1994.
9) World Health Organization : Glossary of mental disorders and guide to their classification, for use in conjunction with the International Classification fo Diseases, 8th revision. World Health Organization, Geneva, 1974.
10) World Health Organization : The ICD-10 Classification of Mental and Behavioural Disorders : Clinical descriptions and diagnostic guidelines. World Health Organization, Geneva, 1992.

初出，洲脇寛：ニコチン依存の診断と評価．臨床精神医学，24（9）：1147-1152, 1995 に加筆．

(4) 有機溶剤の乱用と依存

　有機溶剤乱用問題は，乱用の広がりにおいても，治療・対策の困難さにおいても，覚せい剤と並んで今日でも大変由々しい乱用問題であることに変わりない。また，諸外国の有機溶剤乱用が，主として経済的，社会的に恵まれない地域の青少年が中心であるのに比べ，わが国においては，一般家庭の青少年の乱用問題である。有機溶剤乱用の特徴として以下の諸点があげられる。

　①有機溶剤乱用の開始年齢は，中学・高校生を中心とした10代の青少年であり，覚せい剤その他の薬物乱用へ連なる stepping stone の役割を担っている。

　②乱用の背景には，不登校や非行，さらには現在流動的に変化している家族や教育制度の歪みなどの社会病理が存しているように思われる。

　③有機溶剤は，シンナー，ボンド，ガスライターなどの生活用品として必需品であり，どこでも入手可能なため availability の点で乱用を防止することが極めて困難である。

　④有機溶剤は，強力な精神作用（麻酔作用，幻覚惹起作用）と神経毒性・臓器毒性を有しており，吸引により急性～慢性脳障害を生じ，急性中毒死も少なくない。しかし身近に出回っている商品であるため，かえってこうした毒性を見過ごされがちなので，十分な注意の喚起が必要である。

　⑤有機溶剤乱用者は，自ら治療を求めて来院することはなく，家族，学校，警察などを介したものである。したがって，介入の場面も学校，児童相談所，少年鑑別所，保護観察所などが重要で，それらの機関と連係した精神医学的支援を求められる。また，たとえ治療へ導入できた場合も，途中で drop out する比率が高い。

a) 治療計画のための診断と評価

　有機溶剤依存の進行度は，初期の共同型吸引にみられるような比較的軽症なものから，単独吸引が持続している重症なものまで様々な程度のものがある。吸引に伴う関連障害や関連問題も個々人で異なっており，治療も，それに即したアプローチが必要である。

　そこで，吸引歴，生活歴，家族関係，交友関係などの聴取から，表3-3-5に示す諸点についての評価を行い，本人・家族の同意を得ながら治療目標を設定し，治療計画を立てる。

b) 急性期の治療

　有機溶剤による急性中毒は，基本的には精神抑制薬であるアルコールや睡眠薬に類似しており，いわゆる有機溶剤酩酊として，夢幻様状態，判断力低下，構音障害，運動失調などを呈し，衝動行為，暴力行為に及ぶことも少なくない。有機溶剤酩酊は，持続時間が1～1.5時間程度ときわめて短いため，救急外来で遭遇する機会は少ないが，重篤な急性中毒では，昏睡，呼吸・循環抑制から死にいたることもまれでない。

　離脱症状の有無に関しては，まだ十分に確認され合意が得られているわけではないが，長期依存例では，離脱時にけいれん発作やせん妄を認めたとする報告もあり，こうした症例に対しては，diazepam の比較的大量投与を行い，漸減する方法がとられることがある。

c) 有機溶剤乱用・依存の治療とリハビリテーション

　依存の進行度によって，治療的対応はおおよそ次の2つのステージに分けられる。

(a) 初期，共同型乱用の治療

表3-3-5　有機溶剤依存の評価項目

1. 依存の進行度の評価
   乱用歴（共同型吸引か単独型吸引か，吸引頻度），離脱症状，多剤乱用の有無
2. 関連障害，身体合併症の評価
   急性中毒，慢性中毒（多発神経炎，脳器質障害，腎・肝・感覚系の障害），栄養障害，感染症
3. 精神医学的評価
   (1) 不安状態（パニック障害を含む），抑うつ状態，錯乱，幻覚妄想状態など精神状態像の評価
   (2) 知的能力，性格面の評価
       ストレス耐性，学習・注意障害などの評価
   (3) 社会生活面の評価
       ライフスタイルの乱れ（不登校，不就労など），対人関係能力
4. 家族の評価
   家族関係，葛藤状況，キーパーソン，対処能力
5. 交友関係の評価
   乱用グループ，健康な交友関係の有無

　従来の分類では，単純遊び型，遊び型非行が該当する。初期の共同型乱用期には，学校教育現場や児童相談所，少年鑑別所などで処理されることが多く，時に精神科外来や精神保健福祉センターへ家族が相談に見えることがあるくらいで，この段階ではなかなか精神医療の場へは現れてこない。しかし，単独型吸引へ進行すると治療が難しくなるので早期介入による中断努力が必要であり，関係機関との積極的な協力と役割分担が求められる。
　この段階での対応の要点は，
　①非行や不登校，家庭問題などと連動し，吸引仲間がいることが多いので，家族や学校関係者との連携が必要である。また，こうした問題への対処は精神科医以上に保健師やソーシャルワーカー，教師の方がトレーニングさえ積めば適している場合が多い。
　②有機溶剤がアルコールや覚せい剤以上に脳および身体に有害であり，社会生活からの逸脱を招くことを充分に説明する。
　③彼らのおかれている孤独で不安定な状況や敏感で傷つきやすい思春期心性を理解し，人間的なプライドを育み，個々人の能力や個性に応じた社会的成熟をうながすように心がける。
　④有機溶剤酩酊による幻想的世界に逃避せず，しらふの自分で十分に人生を享受できるように方向づける。

(b) 中期以後，単独型依存の治療

ⅰ．治療導入期
　有機溶剤はどこでも入手可能なため，単独吸引が持続し，依存度が進行した例では，原則的には入院あるいは入所により，まず有機溶剤を摂取しない期間を確保する必要がある。有機溶剤を片手にしたままでの本格的な治療は難しい。外来で行う場合は，入院以上に本人の意志や家族の協力を必要とする。有機溶剤の有害性や依存について十分説明し，断薬への動機づけをはかりながら，治療関係を築くようにする。また，酩酊状態や精神病状態，身体衰

弱などで緊急入院してくる場合もあるので，その場合は，各々の状態像に応じた薬物療法，身体療法を行い，回復に応じて有機溶剤からの脱慣についての話合いがもたれる。その後の依存治療は，各々の病院の治療体制によって個人精神療法，環境調整，行動療法，家族療法，集団精神療法，職業指導などが行われる。

ⅱ．不安定期

急性期（離脱期）を脱しても1～2ヵ月は，落ち着きなさや短絡行動が目立ち，表層的で，薬物への衝動的な欲求（craving）が残存していることが多い。この時期をいかに切りぬけるかが，治療上の分岐点になってくる。本人は，もう治ったと主張し，外泊時に吸引し，そのまま治療が中断する例や，ほとんど本格的な治療に入れないまま早期の退院となり，再摂取を繰り返す例が少なくない。この時期を乗りこえることが，治療上いかに大切かを，本人，家族に説明し，依存についての学習や生活のリズム，対人関係の持ち方など基本的な生活習慣形成の重要性についても認識してもらうようにする。

ⅲ．生活技能訓練期

有機溶剤依存者の多くは，低年齢の発症で社会的発達が未熟なため，rehabilitationというより，habitationのための生活技能の習得が必要である。「治療者や他のスタッフ，患者さんと様々な型の交流や対話がもてるようになること」，「薬物なしで落ち着いておれること，時の流れを待てるようになること」，「薬物なしでテレビや音楽を楽しむことができること」，「体を動かす喜び」など平凡で当たり前な事柄がことのほか大切である。そして，ともかく薬物なしで毎日の生活が営める状態までもっていくことが必要である。幾人かの薬物依存者が入院しておれば，集団学習，集団療法も有意義な方法である。

また，家族の協力の有無は治療の進展に大きな影響を及ぼす。治療初期には十分な協力のえられないこともあるが，本人の治療が進展すれば，家族の協力をえやすくなることも多い。特に，退院や社会復帰を目前にした段階では家族の協力がポイントとなる。しかし，中には家族から全く離反してしまっている依存者もあり，この場合は，現時点で家族への復帰が可能か否か，良いことかどうかを含めた判断が必要になってくる。また，家族自体が大きな問題をかかえ，そのため有機溶剤乱用へかり立てられていることもあるので，その場合は家族問題そのものの解決が課題となる。

ⅳ．実生活期

退院後も，外来，集団療法，デイケアなどを通して引き続き薬物を離れた社会生活の形成と安定化がはかられる。有機溶剤依存においては，仲間（peers）が大きな影響を有しており，乱用仲間との結びつきが強く，誘惑とプレッシャーが続く限り回復は難しい。逆に，健康な交遊仲間が保たれていれば回復への足場をつかみやすい。

また，多くの地域で薬物依存者への十分な支援体制ができていないのが実状であるが，昨今，地域でのNA（Narcotics Anonymous）ミーティングやDARC（Drug Addiction Rehabilitation Center）の地道な活動がもたれるようになったことは特筆すべきことである。

文　献

1）洲脇　寛：薬物乱用の臨床（洲脇　寛：薬物・アルコール依存の臨床．金剛出版，

1986. 24-72頁）
 2) 洲脇　寛：物質（アルコール・薬物）依存と中毒（風祭元編：向精神薬療法ハンドブック，改訂第3版．南江堂，東京，1999. 103-128頁）
 3) 福井　進，小沼杏平（編）：薬物依存症ハンドブック．金剛出版，1996.

初出，洲脇寛：有機溶剤依存，大原健士郎・広瀬徹也監修，今日の精神科治療指針，124-126頁，星和書店，東京，1997年に加筆．

(5) アンフェタミン類・コカイン依存

amphetamine，methamphetamine，methylphenidate，cocaineは，精神刺激薬として臨床薬理学的に共通した特性を有している。

a) 急性中毒の治療

ドパミン受容体拮抗薬のhaloperidolやドパミン・トランスポーターに結合するmazindolも，実際には，アンフェタミン類やコカインの急性中毒への特異的な効果は期待できない。また，ベンゾジアゼピン系薬剤も，急性症状をいくらか緩和するが，特異的とはいえない。

①精神症状

急性中毒時の精神症状としては，パニック状態と精神病状態に遭遇する機会が多い。

● パニック状態：精神刺激薬摂取に伴うパニック症状は，普通，時間の経過とともに軽減するので，その点を十分患者に保証し，必要あればdiazepam10～30mg/日を経口あるいは筋肉内投与する。

● 精神病状態：急性中毒時の精神病状態においては，幻覚妄想につながりやすい突発的な刺激やあいまいな刺激を避け，静かな落ち着ける環境で，曲解を招かないしっかりした応待が求められる。精神病状態が強度なときは，抗精神病薬やベンゾジアゼピン系薬剤が用いられるが，抗精神病薬は，交感神経系や心血管系への作用を増悪させ，高熱やけいれんを招く危険があるので注意を要する。もし，抗精神病薬投与が必要なときは，抗コリン作用の比較的少ないhaloperidol 5～20mg/日を注意して用いる。急性中毒がさらに高度になると，失見当識や常同運動を伴い，急性器質性脳障害の様相を呈する。急性精神病状態は，普通，数日で軽快するが，もし急性期を過ぎても持続するさいは，haloperidolの持続投与が必要となる。

②身体症状

バイタル機能の維持管理を最優先させることは，ほかの急性中毒と同様である。

体温が39℃を超えるようであれば，高熱クリーゼを防ぐため，アイスパック，低温毛布などによる積極的な冷却が必要である。けいれん発作に対しては，diazepam 10～20mgを呼吸抑制に注意しながらゆっくりと静脈内投与する。もし，けいれんが繰り返されるさいは，気管内挿管を行い呼吸抑制にそなえた上で，diazepamを追加投与する。高血圧による脳出血の予防のため，血圧のモニターとコントロールも大切である。diazepamは，高血圧に対しても効果がある。

また，塩化アンモニウムによる尿の酸性化は，アンフェタミン類の排泄を促進するが，コカインには効果がない。尿をpH 6.6以下に保つと尿細管でのアンフェタミンの再吸収を防ぎ，排泄が促進される。しかし，腎障害や肝障害のある場合は，禁忌である。

b) 離脱症状の治療

精神刺激薬による離脱症状に関しては，前述のように，議論のあるところであるが，普通，binge use直後の"crash"と呼ばれる不安，焦燥，抑うつ，cravingなどの時期を経て，無気力，過眠，食欲増進などが1週間程度つづく。多くの例で比較的軽症な場合が多く，睡眠，休息，食事など一般的な支持的治療で足りることが多いが，不眠や焦燥が持続する場合は，lorazepam，diazepamを投与する。また，抑うつ症状が強く，自殺の危険を伴うときは，十

分な監視と抗うつ薬の投与が必要である。

c）アンフェタミン精神病，コカイン精神病の治療

急性期に引き続き，アンフェタミン精神病，コカイン精神病と呼ばれる精神病状態（幻覚妄想，精神運動興奮など）が持続するさいは，haloperiodol や levomepromazine など抗精神病薬による治療が必要である。

とくに，メタアンフェタミン長期依存例では，逆耐性現象による再燃・慢性化傾向が獲得される例が多いので，そうした例では，抗精神病薬の維持投薬（haloperidol 3～6mg，risperidone 2～6mg）が再発予防に有効である。コンプライアンスが不十分な例では，haloperidol decanoate や fluphenazine enanthate などのデポー剤を用いる。

d）リハビリテーション

メタアンフェタミン精神病を呈した長期依存者の抗精神病薬維持療法のほか，不安・心気・神経衰弱症状の残存する症例に対しても，依存性の少ない抗精神病薬の少量投与などで外来治療をつづけ，薬物再摂取につながらないようライフスタイルの改善，環境調整を行う。再摂取時の具体的な対処方法についても話し合いが持たれる必要がある。また，NAミーティングや就労，住居などの生活援助に関して，地域の関連機関を活用し，長期的，包括的な対応をすすめるようにする。

(6) オピオイド依存

a）急性中毒の治療

ほかの急性中毒同様，呼吸抑制，血圧低下などバイタル機能への対処が当然最優先されるが，オピオイド拮抗薬 naloxone は，呼吸抑制や意識障害に効果がある。最初0.4mgを静脈内投与し，効果がみられなければ，5分後に同量を追加投与，さらに10分後に追加される。これらの処置で効果がなければ，オピオイド以外の急性中毒を考慮すべきだといわれている。オピオイド拮抗薬の効果持続時間は，2～3時間なので，呼吸管理をつづけるには，一定の間隔で繰り返し投与が必要である。しかし，オピオイド拮抗薬は，一方で，離脱症状を促進する場合があるので注意を要する。

b）離脱症状の治療

離脱症状発現までの時間や持続時間は，個々の薬物で異なるが，半減期の短い heroin や morphine の場合は，最終摂取量8～12時間より始まり，7～10日間のうちに徐々におさまってくる。

わが国では，離脱症状の苦しみを味わうことによって再摂取を防止しようとする目的もあって，置換薬物に頼らない即時離脱法がとられてきた。しかし，即時離脱法は，俗に"cold turky"と称されたように，冷汗，立毛といった激しい自律神経症状を呈するので，懲罰的と受け止められる危険性もある。そのため，欧米では，methadone 置換療法や，重症な依存例ではmethadone 置換療法から維持療法へ引き継ぐ方法が行われている。

methadone 置換療法は，普通，初日にまず methadone 20mg を経口投与し，多くの依存例でその量で離脱症状の軽減がもたらされるが，もし，離脱症状の抑制が不十分な場合は，methadone 5mg を1～4回追加投与する。その後は，1～2週間をかけて1日投与量の10～

20％宛漸減していく。なお，methadone 1mgは，だいたい oxycodone 1.5mg, heroin 2mg, morphine 3〜4mg, meperidine 20mg, codeine 30mg に相当するといわれている。

c) リハビリテーション

オピオイド依存のリハビリテーションの概要は，治療の概要を参照していただきたい。特殊な薬物療法として，欧米では，methadone 維持療法が行われることがある。

methadone 維持療法は，オピオイド依存を根本的に治癒させるものではなく，heroin などの不法麻薬の入手にからむ犯罪行為から遠ざけ，その間にリハビリテーションの概要で述べたさまざまな治療法を導入し，依存者のライフスタイル全般を改善しようとするものである。methadoneは，ほかのオピオイドと類似の薬理作用を有しているが，long-actingな薬物の経口摂取なので，heroinの静脈注射で得られるような"rush"と呼ばれる至幸体験が少なく，薬物への衝動的欲求（craving）が生じることも少ないといわれている。

methadone 維持療法への導入にさいしては，精神障害の合併や多剤依存などの病歴や生活歴を十分チェックし，適応を吟味したあと，methadone 30〜120mg/日の維持療法が行われる。1日1回，プログラムセンターでジュース類に溶かした methadone が与えられ，週末には自宅で摂取する。普通，6ヵ月〜1年間維持投与し，ゆっくり減量していくが，さらに長期間にわたって投与を継続していく例も少なくない。副作用は，便秘など比較的軽症なものにとどまるが，妊婦に対しては胎児の生命機能，神経機能の抑制を生じることが明らかであり，また，多剤依存者では，methadone 維持療法をつづけながら，コカインやアルコールを乱用することもある。

(7) 大麻依存

a) 急性中毒の治療

大麻は，中等量では，多幸感や鎮静作用が主なものであるが，高用量になると幻覚剤としての側面が強くなる。まれに急性幻覚症をきたすことがある。ハッシシュ（大麻樹脂）は，マリファナより tetrahydrocanabinol（THC）［大麻の主成分］を多く含み，作用も強い。

急性中毒時の身体症状は比較的軽微で，持続時間も短いため，普通，特別な治療を要しないが，パニック症状を伴うときは，静かな部屋で落ち着きをもたらすような会話が必要である。

なお，大麻依存では，臨床的に問題となるような離脱症状は認められない。

b) 関連精神障害の治療

①フラッシュバック

大麻依存者にときにみられる酩酊時の幻覚（夢幻様）体験の自然再現である。治療は，フラッシュバック現象が一過性であるという保証を与え，不安感を除去することで足りる場合が多い。

②大麻精神病

幻覚妄想を主体とする急性精神病状態が，過度な大麻吸飲者に生じることがある。もし，数週間以上にわたって持続するときは，ほかの精神病合併を考慮して過去の病歴を慎重に聴き直す必要がある。また，実際には大麻精神病ではなく，PCPやLSDの混入による精神症

状が多いといわれているので，摂取物質のスクリーニングが必要である．

大麻精神病は，時間経過とともに消失していくものなので，その間，支持的に接し，必要に応じてベンゾジアゼピン系薬剤やhaloperidol, chlorpromazineが投与される．

③無動機症候群

無動機症候群（amotivational syndrome）は，元来，脳の器質性病変なしに（organic brain syndromeとはいいがたい），無気力，判断力や社会性の低下などが生じる症候に対して与えられた用語である．病前性格やライフスタイルの問題，長期経過で改善をみることのあることなどから，なお議論を残しているところである．

治療は，social skills trainingを含めた生活療法を行い，抗うつ薬や賦活系の抗精神病薬が対症的に投与される．

文　献

1) American Psychiatric Association : DSM-Ⅳ 精神疾患の分類と診断の手引，高橋三郎，大野　裕，染矢俊幸（訳），医学書院，東京，1995.
2) Galanter M, Kleber HD (eds) : The American Psychiatric Press Textbook of Substance Abuse Treatment, American Psychiatric Press, Washington DC, 1994.
3) Miller NS (ed) : Principles of Addiction Medicine, American Society of Addiction Medicine, Chevy Chase, Maryland, 1994.
4) Schuckit MA : Drug and Alcohol Abuse : A Clinical Guide to Diagnosis and Treatment, Plenum Publishing Corporation, New York, 4th ed, 1995.
5) World Health Organization : ICD-10 精神および行動の障害―臨床記述と診断ガイドライン―，融　道男，中根允文，小見山実（監訳），医学書院，東京，1993.

初出，洲脇寛：物質（アルコール・薬物）依存と中毒．風祭元編，向精神薬ハンドブック，改訂第3版，南江堂，東京，1999年，124-128頁に加筆．

第4章 スピリチュアリティ―回復への原動力―

1. 自助グループの役割―断酒会と AA ―

　現在のアルコール依存症医療システムが確立される過程をふり返ってみると，アルコール依存症の回復と社会復帰に自助グループが欠くべからざるものであることは，自明のことのように思われる。即ち，アルコール依存症の治療は，一般の医学的治療法や個人精神療法では大きな限界があり，治療的悲観論がただよっていた中で，1935年アメリカに誕生したAAが，アルコール依存症者同士の体験の中に学び合い，霊的に目覚め，ソブライアティ（飲酒せずしらふ）を生きることを目指した時，はじめてアルコール依存症の回復に光明が見えはじめた。このことが，文字通りスピリチュアルなバックボーンとしてその後のアルコール依存症医療の発展を支えてきたのである。我国においても，断酒会がアルコール依存症医療に果たした役割は，AAの果たした役割によく似ている。

　昭和38年，東京断酒新生会と高知県断酒新生会から全日本断酒連盟が結成され，初代会長松村春繁氏のすぐれたリーダーシップにより各地に断酒会が誕生し，また，全国の精神科医療機関の協力をとりつけていった。

　ところで，著者は，かつてアルコール依存症治療に不可欠な事項として，断酒とともに多角的・継続的治療を挙げたことがある[1]。アルコール依存症の中核的な障害は，依存そのものであるが，その他にも，長年にわたる問題飲酒のため，様々な身体的，精神的，家庭的，並びに社会的障害をかかえている。そのため，治療には多面的なアプローチが必要であり，アルコール専門病院のほか断酒会，AA，保健所，福祉事務所など多くの機関の協力を必要とする。特に断酒の継続に関しては断酒会，AA など自助グループとの連係が不可欠である。

　ここでは，まず①我国の代表的な二つの自助グループ――断酒会と AA の回復への方法，組織などについて，特徴的な点を整理し，次いで，②アルコール依存症治療システム全体の中での位置づけに触れ，最後に③アルコール依存症者の回復と社会復帰における自助グループの役割について述べてみたい。

(1) わが国の自助グループ――断酒会と AA
a) 歴史[2,3]

　AAは，1935年，2人のアメリカ人アルコール依存症者ボブとビルが，オハイオ州アクロンの町に出会い，お互いの苦しい体験を語り合い，共鳴し，生きていくにはお互いを必要とすることを認識したのが始まりである。絶望の淵にあるアルコール依存症者は，同じ絶望の淵から回復した体験者の生（なま）の声を必要とし，その中ではじめて回復への希望と勇気を見出す

ことができるわけである。これは，治療者・患者関係などといった専門的関係からは生まれてこない特別の体験であり，まさに体験者同士の共鳴体験とでも呼びうる自助グループの真髄を物語る体験である。

彼らによって，アルコール依存症者が生涯ソブライアティを生きること（禁酒者として生きること）を目的とした無名のグループ活動が展開され，当時悲観論に支配されていたアルコール依存症者の回復に成果をあげていったのである。

一方，断酒会は，昭和28年AAをモデルとして「断酒友の会」が生まれ，そこから派生した「東京断酒新生会」と「高知県断酒新生会」から，昭和38年「全日本断酒連盟」（全断連）が結成された。その後，全断連の初代会長，松村春繁氏の並はずれた情熱とリーダーシップを原動力として，昭和40年代には次々と各地に断酒会が誕生していった。

b）活動指針

アルコール依存症者の自助グループとして，AAと断酒会に共通する基本理念は，①回復（AA）―新生（断酒会），②一体性（AA）―連帯（断酒会），③奉仕（AA）―酒害相談，奉仕（断酒会）である[3]。

第一の回復について，AAでは，回復のプログラム「12のステップ」に沿って進められ，この12のステップは，単に酒をやめるためのものでなく，自らが人間として生きるためのステップであることが，はっきりと謳われている。この点，断酒会では，新生のプロセスや内容が若干曖昧であり，断酒の誓や心の誓も，酒を断つことがほとんどで，人間としての新生そのものに触れた個所が少なかったので，著者は，かつて内観療法が断酒会に欠けているところを補いうることを指摘したことがある（表4-1-1）[4,6]。

しかし，いずれの自助グループも，ミーティング（または例会）出席によって仲間の体験談に啓発され，自己を開発していくことを礎としている。ただ，AAでは，アルコール依存症者だけのクローズド・ミーティングを基本とし，断酒会では，家族や部外者の参加も積極的に認めるオープン・ミーティングの形をとっている。

AAの一体性と奉仕の原理は，「12の伝統」の中に示されている（表4-1-2）[4,6]。AAの一体性の堅持の約束事として，リーダーの奉仕的役割，外部団体との関係，寄付，非組織性，

表4-1-1　12のステップ（AA）と断酒の誓（断酒会），内観法

1. powerless over alcohol, unmanageable life―断酒の誓（1）
2. believe a greater Power
3. turn over to the care of God
4. searching and fearless moral inventory of ourselves―内観
5. admit the exact nature of our wrongs―内観
6. ready to have God remove all these defects
7. humbly ask Him to remove our shortcomings
8. make a list of all persons we harmed and make amends to them all―内観・断酒の誓（2）
9. make direct amends to such people wherever possible―内観
10. continue to take personal inventory―内観
11. seek through prayer and meditation to improve our conscious contact with God
12. carry this message to alcoholics, practice these principles in all our affairs―断酒の誓（3, 4）

表4-1-2　12のトラディション（AA）（文献2, 4よりキーワードのみ抜粋）

1. common welfare first, personal recovery upon AA unity
2. ultimate authority – a loving God, leaders – trusted servants, – do not govern
3. only requirement – a desire to stop drinking
4. each group – autonomous
5. primary purpose – carry AA message to alcoholic
6. never endorse, finance, lend AA name
7. fully self – supporting
8. forever nonprofessional but service centers
9. never be organized but service boards
10. no opinion on outside issues
11. public relations based on attraction than promotion, maintain personal anonymity
12. anonymity – spiritual foundation of the traditions, place principles before personalities

無名性などについて具体的に謳われている。AAの無名性は，世間から名前をかくすという防衛的な目的ではなく，AAの原理を優先させ，AAが個人的な欲動に支配されることを戒めたものである。

これに比し，断酒会では，特に初期の発展期には，松村春繁氏ほか個々人の人柄に負うところが大きかったようだが，会員数が増え，世代交替を迎える中で，組織の約束事を明文化した「断酒会規範」が著された[7]。AAに比べると，有名性で組織化されており，家族の出席を奨励し，寄付金，報酬に関してAAほど厳格ではない。しかし，断酒会でも「人に尽くして己を救う」という奉仕理念は貫かれている。

(2) アルコール依存症治療システムにおける自助グループの位置づけ

図4-1-1は，田中が，アルコール依存症の治療システムを，治療の多様性と継続性を軸として図示したものである[5]。ここで，特に著者が注目願いたいのは，飲酒様態の回復に応じて様々な治療方法が必要となることである。

即ち，連続飲酒の後医療機関を訪れた時（飲酒症1）は，依存症候群を呈し，アルコール関連身体障害・社会的障害を合併しているので，断酒を行い，合わせて関連障害の治療が必要である。飲酒症2の段階では，まだ無理矢理断酒させられている段階で，当人は，アルコール依存症の治療に生涯にわたる断酒が必要であることを理解していない。

そのため，集団療法や内観療法などを通して自分の行動パターンの問題点をふり返り，断酒への自発的な動機づけをはかる（飲酒症3）。そして，退院後も断酒の継続と人間性の回復につとめていくわけである（飲酒症4）。

この断酒継続の段階において，自助グループの役割は最も重要なものであり，医療機関も，こうした後治療があるからこそ，安心してアルコール依存症患者を引き受けることができ，自助グループへつなぐ治療システムが可能になったわけである。

特にアルコール依存症の回復においては，単に連続飲酒以前の自分にもどり，酒をやめているだけでは，いずれ再飲酒に陥る危険性が高い。これまでの人生観を転換し，酒なしで生きること（ソブライアティ）を新たに学びとることが要請されている。ここのところが，他

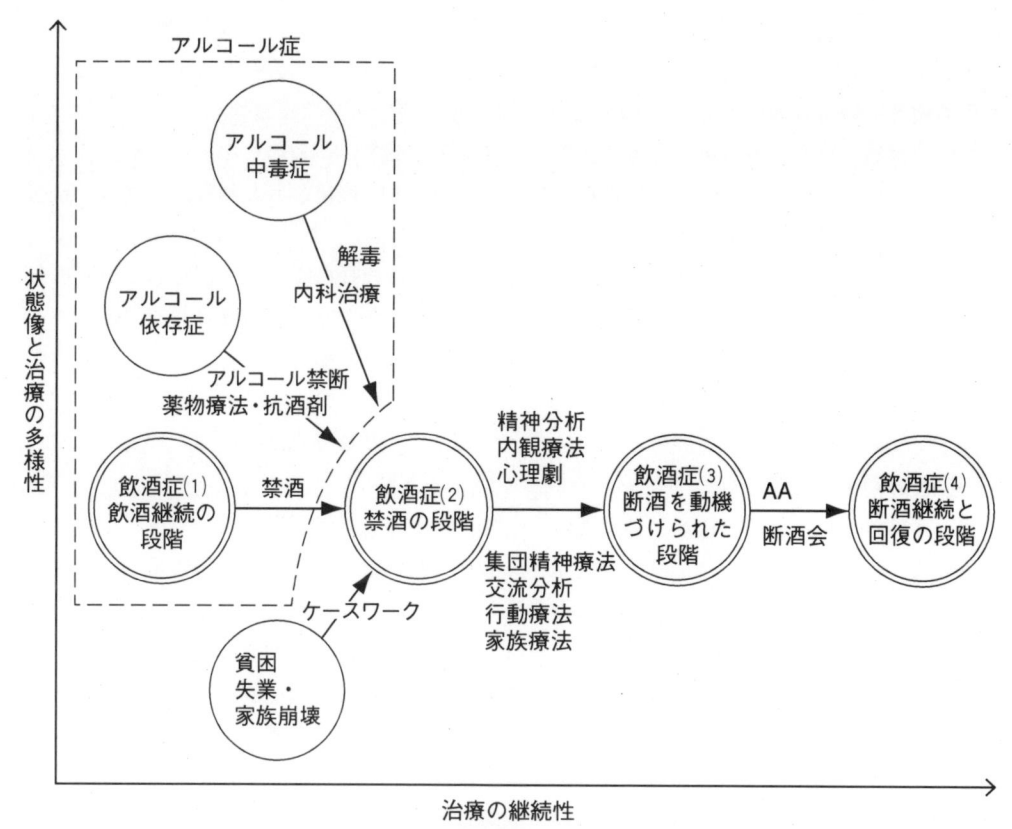

図4-1-1　アルコール症治療システム（田中，1988[5]）

の疾病のリハビリテーションと異なる点である。内観療法や集団療法などアルコール依存症に対する精神療法も，この点を十分視野に入れてのことであり，それらは，単に断酒への動機づけを行うだけの意味にとどまらない。

なお，断酒会では，前記の断酒継続以外に，まだ断酒への自発的な動機づけの得られていないアルコール依存症者や家族に対する酒害相談にも積極的に出向いているが，AAでは，その活動が比較的限定した範囲にとどめられている。

(3) 社会的自立に向けての自助グループの役割

前項で述べたように，AAも断酒会も，アルコール依存症者が酒なしで生きることを共通項として構成された自助グループである。また，アルコール依存症者の社会的自立に向けての自助グループの役割として，①断酒の継続と②人間性の回復を挙げることができる。これら二つの事柄は，アルコール依存症医療そのものを成り立たせている核心的なテーマでもある。自助グループがこれらのことを可能にしている基盤は，回復者仲間の集う場の提供であり，アルコール依存症者は，同じ辛い体験を共有する仲間の中で受け入れられた時，はじめて孤独感や絶望感がいやされ，アルコールなしで生きる勇気がわいてくるのである。

また，アルコール依存症回復者仲間の特殊な文化に身を置くことによって，飲酒を是とす

る一般社会の文化的・対人的しがらみから自由になり，回復アルコール依存症者としてのアイデンティティを身につけていく。このような自助グループが，社会の中で確固とした活動を保ち続けている意義は大きく，それは，アルコール依存症医療の後治療としてだけでなく，再飲酒の危機に際し，彼らを社会内に保ちつつ乗り切らせていく力にもなっている。

　もし，自助グループの輪の中に加わらなければ，回転ドア現象と云われる入退院のくり返しに終始するアルコール依存症者が多いのである。

　また，自助グループにおいては，断酒の継続と人間的な成長の両面が，相補的にからみ合って進行していくことが望ましい。人間的な成長を念頭におかない断酒は，長期間継続することが難しく，また，関心の対象が，アルコールから単に他の薬物やギャンブルなどの嗜癖行動に移行するに過ぎないことも少なくない。

　以下，①断酒の継続と②人間性の回復について今少し言及してみたい。

a) 断酒の継続

　たとえ精神分析などの積極的精神療法によって，自己の心理的問題について洞察が得られたと思われる人でも，ひとたび飲酒が再開されると，たちまち以前の依存的過量飲酒に逆もどりしてしまう例が多く，精神分析療法も必ずしもアルコール依存症を適応症とはしていない。アアルコール依存ができあがった人にとっては，適量の飲酒（節酒）を継続することの方が，断酒を行う以上に難しく，彼らの家庭生活や職業生活を維持するためには，断酒が不可欠な条件となっている。前述のAAの12のステップと断酒新生指針の冒頭でも，まず，酒に対して無力であることを認めることからはじまる。

　また，これまでのアルコール依存症者の予後調査でも，断酒の継続，なかんずく自助グループへの参加が良好な予後と高い相関を示したとする報告が多い。治療者個人や医療機関のスタッフのみで，数年以上にわたって断酒を継続すべくアルコール依存症者にかかわることは負担が大きく，自助グループの中で支え合っていく方が，はるかに効率的であり，その中味も濃いわけである。

b) 人間性の回復

　アルコール依存症者は，長年にわたる依存的飲酒生活のため，生活全体が飲酒欲求に支配されていたり，病的な罪悪感や無力感，社会的なひきこもりに陥っていることが少なくない。そのため，家庭生活や対人的な社会生活を遂行することが一層困難になっている。こうした問題点を素直に認め，人間的な成長を図ることが，安定した社会復帰を果たすための大切な課題なのである。

　しかし，このような課題は，一朝一夕にしてなし遂げられるものではなく，数多くの辛い体験を通して，また，生物学的な成熟と相まって少しずつできあがってくるもののように思われる。短期間に，単に知的なレベルで遂げられる知的洞察と年月を経てにじみでてくる人間的な成長は峻別されるべきであろう。

　このような大人にとっての精神面の成長を考える際，エリクソン（Erikson, E. H.）の挙げた発達課題は大変参考になり，我々に多くの示唆を与えてくれる[8]。

　エリクソンは，人間の社会心理的な発達を8つの段階でとらえているが，そのうち4つは，大人になってからのものである。つまり，エリクソンは，大人になってからもさらに社会心

理的な発達課題を乗りこえながら精神的な成長をとげていくと考えたわけである。

　青年期になると，まずアイデンティティ（ego-identity）の確立が最重要課題である。アイデンティティについては，我国でもすでによく知られた言葉になっているので，詳しくは述べないが，要するに，自分とは何者か，自分は何になり何をなすべきかといったことである。モラトリアム（moratorium）もエリクソンが用いた言葉であるが，これは，アイデンティティの決定を猶予している状態を指している。

　アイデンティティに次ぐ大人にとっての課題として，エリクソンは，親密感（intimacy）を挙げている。大人になると，仕事と結婚が待ち受けており，それらを現実的にやりぬかねばならない。そのためには，現実に人間同士がパートナーとしてつき合っていけることが大切である。あまりに自分勝手ではやっていけないし，理想論だけでも相手とやりとりができない。相互関係の中で現実的な協力を行えることが大切な課題となる。自分の理想を相手に押しつけるのではなく，相手の考えも受け入れ，相互のやりとりの中で親密な人間関係が営めるか否かが大事な課題なわけである。

　エリクソンの挙げた次の課題は，育成感（generativity）である。generativityという言葉は次の世代を育むという意味のようであるが，エリクソンは，generativityを自分の子供に限らず，他人の子供でも，外国の子供でも，広く次の世代を慈しみ育てることだとし，これを大人の後半期の大切な課題としている。そして，最後に人間としての完成，つまり統合感（integrity）を老年期においている。

　こうしたエリクソンの挙げた大人にとっての発達課題を，自助グループの中での人間的な成長と重ね合わせて考えてみると，まず，自助グループに加わり，それまでは考えてもみなかった回復すべきアルコール依存症者，あるいは回復しつつあるアルコール依存症者としてのアイデンティティの獲得が挙げられる。AAでは，12のステップを踏みながら，断酒会では，例会に出席し，仲間の体験談に触れることによって，その獲得をめざす。

　また，他者との親密感の獲得は，AAでは一体性，断酒会では連帯性を通して養われる。信頼し尊敬できる仲間ができ，グループの輪の中で真に親密感に基づくパートナーシップ，フェローシップの確立をめざすわけである。

　また，スポンサー（AA）あるいは先輩（断酒会）として後輩の世話をやき，彼らの回復を手助けすることによって自らの人間性を深めていく（育成感）。

　このように考えてくると，自助グループでは，まさに，エリクソンの挙げた大人にとっての社会心理的な発達課題—アイデンティティ，親密感，育成感を，グループ内の活動を通して反復し，大人としての精神的成長をとげていく過程とみなすことができる。ただ，こうした課題は，年齢に沿って順序よく達成されるわけではなく，それぞれの課題が相前後しながら反芻され，影響し合いながら深められていくもののように思われる。

文　献

1) 洲脇寛：アルコール中毒者の精神療法，臨床精神医学，2:335-342, 1973.
2) Leach, B. and Norris, J. L. : Factors in the development of Alcoholics Anonymous (A.A.). In "The Biology of Alcoholism, Vol.5. Treatment and Rehabilitation of the Chronic

Alcoholic" edited by Kissin, B. and Begleiter, H., Plenum Press, New York, 1979. Pp. 441-543.
3) 今道裕之：アルコール依存症―関連疾患の臨床と治療，創造出版，1986.
4) AA：12ステップと12の伝統．AA日本サービス・オフィス，1982.
5) 田中孝雄：メンタルヘルス・シリーズ―アルコール症，同朋舎出版，1988.
6) 洲脇寛：アルコール症の治療と内観，第5回日本内観学会発表論文集，3-6頁，日本内観学会事務局，1983.
7) 全日本断酒連盟：断酒必携―指針と規範，大阪府断酒会，1991.
8) エリック・H・エリクソン（小此木啓吾訳編）：自我同一性，アイデンティティとライフサイクル，誠信書房，1973.

初出，洲脇寛：自助グループの役割．榎本稔編，アルコール依存症―回復と社会復帰［現代のエスプリ303号］．至文堂，東京，1992年．199-210頁に加筆．

2. 内観法から内観療法へ（1）

　内観療法は，吉本伊信師が開発した内観（あるいは内観法）を，特に精神療法として施行する際に呼ばれる呼称で，著者が内観をアルコール依存症の患者さんなどに施行しはじめた昭和42年頃には，まだ，内観療法という用語は使用されていなかった。昭和40年，はじめて精神科領域に内観を取り入れた石田六郎氏は，精神分析的立場から睡眠や自律訓練と併用し，これを内観分析療法と呼んでいた。三木善彦氏の昭和42年の論文「心理療法としての内観法の一研究」の中でも，単に内観法と呼んでいる。内観療法という用語をはじめて用いたのは，昭和44年，著者らが雑誌「精神医学」に「内観療法の研究」を発表した時で，その時恩師奥村二吉先生に内観，内観法，内観療法のどの呼称にすべきか相談申し上げたところ，「私達の場合は精神療法として利用させていただいているので内観療法という呼び方でいいでしょう」ということに落ち着いたわけである。その後，昭和47年，医学書院から『内観療法』が出版されるに及んで，内観療法という用語が広く使用されるようになった。

　しかし，内観の方法そのものは，ほとんど吉本師の創案になるものなので，内観の成立過程を語ることは，吉本師の歴史を語ることにほかならない。ここでは，主として師の著書『内観四十年』[1]をもとに，内観法成立の概略を述べ，最後に，吉本師以後，精神療法としての初期の内観の発展について附記したいと思う。

(1) 吉本伊信師と内観
a) 生い立ち

　吉本師は，大正5年，奈良県大和郡山市で肥料商と果樹園を経営する一家の三男として生まれた。大正13年，数え年4歳の妹チヱ子さんが死亡したため，母ユキエさんは幼な子の死をいたみ，聞法，読経勤行に励むようになった。当時9歳の吉本師は，母のかたわらで正信念仏偈を空んじ，母親の勤行の導師を勤めたりした。これが，自分を今の仕事に縁づけた最初の契機であったと，吉本師は著書の中で述懐している。こうして，母親の求道を通して仏法を見聞する環境に恵まれた吉本師は，11歳時，身・命・財を投げうって求道を続ける牧浦愛泉師の生き方に強い憧れを抱くようになった。その後，郡山中学校を経て郡山園芸学校へ進み，卒業後は家業を手伝いながら書道と仏教の道に励んだ。

　もう一つ，吉本師を現在の道へ進ませることになった契機は，キヌ子夫人との出会いであった。キヌ子夫人は兄嫁の姪で，吉本師が19歳，キヌ子夫人が15歳の時，親のすすめる結婚相手としてお互いを認め合うこととなり，吉本師はすっかりキヌ子夫人に惚れこみ，彼女に尊敬される人格者になろうと一層勉学に励むようになる。

　また，キヌ子夫人の一族には，浄土真宗の篤信家が多く，その中に伝わる修業法〈身調べ〉の体験者も多かった。中でも，キヌ子夫人の伯父福本義乗氏から決定的な影響を受けることになる。当時，20歳になるかならぬかの吉本師は，すでにひとかどの布教者気分になっていたが，それらがすべて体験のない受け売りであることを福本氏から痛切に指摘される。彼らの間では，読んだり聞いたりの物織りを〈定散〉（じょうさん）と呼び，体験の人を〈真実〉と呼んでいたが，吉本師は，自分がまとってきた定散を振り捨て真実を志そうと決心する。そして，身

調べに精出すことになるが，これは，その後の吉本師の徹底した実践生活を方向づけることにもなる。

b) 身調べへの精進と宿善開発

　吉本師は，昭和10年，20歳の時，はじめて身調べを体験する。身調べは，今死んだら魂はどこへ行くか？と，無常を問いつめることに主眼が置かれ，断食断眠のもとに続行され，数人の開悟者が交替で指導に訪れる。3日目の朝，隣室の先輩が「化(ば)けや，理論を知りたい人だ。実践したいというのと違う」と言うのを聞き，第1回目の身調べを中断する。しかし，そこでは，中途で挫折した求道者をすぐ追い返すことはせず，親切にいたわり，将来機が熟したら来所するよう方向づけて帰す習慣であったらしい。当時の心境を，吉本師は，「大悟徹底はできなかったが，親，兄弟に対して身調べしたこの感激，この感謝を忘れまいぞと心に誓ったが，わずか10日ほどで軽く浅くなり，消えていることに気づき，これは自分の信心が本物でなく一念に遇っていないからだ」と思い，宿善開発（悟りを得ること）へ一層強い希求が生じてきたことを述べている。また，当時は，法座に坐って身調べに入る前に，1日か2日〈地固め〉と称して決心を強める話が繰り返され，念をおされる習慣があり，中にはこの段階でむなしく帰っていく求道者もあったらしい。後年，吉本師は，型通りの法話で貴重な時間を浪費するのはもったいないと考え，これを省略し，〈内観〉では，本人の心境の程度に委ねることとし，広く受け入れるようになっている。

　その後，昭和11年，死を覚悟で家出し，6日間身調べを行うが，どうしても一向一心になれず，疲労困憊のもとに2回目の身調べも中断の憂き目をみる。半年前に悟りの時のやりとりを森川善吉氏と父親との対話から洩れ聞いたことが身調べの大きな障碍となったこと（実感として体験すべきことを頭の中で知識として受けとってしまっていた），また「身調べなどしなくても阿弥陀様はちゃんと十劫の昔に救うてくださっているのに」と心の中で思っていたことが引っかかり，どうしても大悟徹底できなかったことを吉本師は述懐している。こうして吉本師は，仏法の知識と理論が身調べの実践に不必要なばかりか，その深化の邪魔になることを痛いほど味わうこととなり，読み親しんだ仏教書の大部分を手放し，物識りからの決別をはかる。

　その後も，吉本師の宿善開発への希求はつのるばかりであったが，昭和12年，井上安之氏に「仏教の本を読んだ上にも読み，聞いた上にも聞き，またその上に大きな，最も恐ろしい毒を呑んでいるから（悟りのやりとりを聞いている），どうにもなりません。……山奥で，10日でも坐って，物言わん岩に物言わせて帰ったら，ひょっとすると助かる見込みが立つかもしれませんけど……。今度こそ自分にだまされなさんなよ」と教示され，自宅からほど近い矢田山中の洞穴で，ひとり3回目の身調べを開始する。ところが，4日目の朝，以前6日間寝食を断った体験から身体が衰弱して歩けなくなっては困ると思い洞穴を出てしまう。

　その間，許嫁であったキヌ子夫人が身調べを行い，自分より先に宿善開発に遇うこととなり，吉本師は，それを喜ぶと同時に，取り残された淋しさを噛みしめる。一方，父親は吉本師が身調べに走ることに強く反対していたので，師は，父親と離れ独立しようと決心し，昭和12年5月キヌ子夫人と結婚し，大阪でキヌ子夫人の実家が営んでいたレザークロスの会社を手伝うようになる。しかし，商売を習う気持ちより，早く一念に遇いたい気持ちでいっ

ぱいで，当時の吉本師にとっては宿善開発こそが最大の目標であったようである。
　そして，昭和12年11月，吉本師は，4回目の身調べでようやく宿善開発を果たすこととなる（以下，「内観四十年」より引用）。
　　　……
　　4日目ともなれば，本格的苦しさが迫ってきます。あまりに苦しいので，また立って帰りたくなったが，一年前を思い出して坐り直しました。伯父さん（福本氏）たちは2時間おきに屏風を開いて私の前に坐り，
「今死んだら何処へ行きますか？」
「地獄行きです」
「花見に行くようなのと違いますぞ」
　どうも私の態度が予定通りに進んでないらしいんです。
　その後また2時間余り過ぎた頃，今度は駒谷お師匠様が面接にお越しくださって，
「一心一向になれましたか？」
「なってくれません」
「御自分の罪悪がわかりましたか？」
「表面だけわかっても，心の奥ではなんとも感じてくれません」
「今度こそ救われてほしい，助かってもらいたいと思い，夜も昼も皆で苦心しましたが，あなたの悪業が強いのでどうにもなりません」
「お師匠さん助けて下さい」
「万策つきました，無宿善には力及ばず」
「お願いします，たのみます」
「駄目です，私にその徳もなく自信もありません」
すがりつく私の手を振り切って恩師は立ち去ろうとされました。
　屏風の外へ行こうとされる師のおひざにすがって，死の恐怖と罪悪の苦しさにおののきながら，失望のどん底にあえいでおりました。
　その後，何時間経過したのか，あるいは数分間でしかなかったのか，私にはわかりませんが，前のめりにぶっ倒れたまま，しばらくの間，人事不省におちいっていた私は，ふと気がつくと嬉しくて嬉しくて，ただ涙のみでした。
　ここから先はもう書けません。筆舌につくし難いといったことであります。……活火山の噴火口をうろちょろしていたのを，サッと救われたような感じで，この喜び，この感激を世界中の人々に伝えたい，これこそ人生最大の目的であり喜びであるとの確信を得ました。
　その法熱が，28年後の今もなお炎炎と燃え続けております。
　　　……

c) 身調べから内観へ

　吉本師は，こうして宿善開発の瞬時より世界中の人々にこの喜びを伝えたいと燃えたぎり，一部の人に限定されていた身調べから多くの人々の行える内観へと改革を加え，内観の指導と普及に専心することとなる。師は，自らを元来私は初歩の指導が好きなたちで，奥義を極

める達人の型ではないと位置づけ，有害無益な教団のようなものは生涯つくらず，一人でひょうひょうと御縁のある所へ出かけ，内観をひろめ人助けに挺身しようと誓う。

その後，家族の生活や内観の普及のためには経済的基盤の確立が不可欠と判断し，レザー問屋の商売に精出すこととなる。しかし，その間も内観の普及活動を忘れていたわけではなく，昼は商売，夜は内観の指導に明け暮れる。また，社員の採用や教育にも内観を利用していた。

ところで，昭和15年頃，身調べを行う諦観庵は，軟派と硬派の二派に分かれ，駒谷恩師と吉本師は硬派の急先鋒に立つことになる。吉本師ら硬派の人の主張は次のごとくである。
①信後といえども悪事を犯せば地獄へ落ちる。
②3日間くらいで一念に遇わせ入信したことにするのは機械的，形式的，画一的でいけない。求道者の熱心さに応じて時間や日数を根気いっぱい延長すべきで，食べさせ眠らせて内省させ，自然に寝食が離れてくるのを何年でも待つ。
③信後といえども法座に安坐して分散内観するのが，溝掘りした後を丁寧にさらえるように実践の継続であり本筋である。理論に流れることは定散への逆戻りである。
④道案内人も求道者であり，内観者の声で反省のヒントを得て共に身調べすべきであって，師といえども仏の使者ではない。

そして，駒谷恩師と相談しながら徐々に現在の内観法へ改革していくこととなり，昭和16年末，ちょうど日本が大東亜戦争に突入していく頃，内観法の輪郭が確立される。その後の過程も含めて現在の内観法に至るまでに改められた点は以下のごとくである。
①罪悪感を取り詰めること
　昭和40年出版の『内観四十年』の中では，「罪悪感と無常観に徹して頂く」という記述であったが，昭和47年発行の『内観療法』では，吉本師は次のように無常観より罪悪感を取り詰めることにはっきり重点を移している。

　　私は内観の重点を無常観ということよりも罪悪感ということにおきました。というのは，今死んだらどこへ行くのかという問題を，真剣に思えるような人であればもうすでに相当深く進んだ人です。親鸞聖人様のごとく何百年か何千年かに一人ぽつんとお生まれになるような人で，それは珍しく尊いお方であります。然るに死を取りつめた者でなければお世話しないということでは，きわめて少数の限られた人だけしか該当しないことになりますし，無常感を自然に自発的に感じ得ている人ならば既に救われつつある人でしょう。それよりも，どうしたら無常感を感ずる人になれるかということの方が大事で，それを罪悪感の方から進んでいく方が順序であり確実ではないかと考えた次第です。

②一生の反省
　昔は「一念に遇う」ということにこだわりすぎていたようです。これは「一心一向になり，真剣に，命がけで取りくむと無常感罪悪感が熾烈になってくる」というわけですが，その姿がすでに真実に目覚めているのであって念々称名常懺悔，常に感謝報恩がついております。然るに瞬間的に一心一向になって「一念に遇った，助かった。だからもうそれで死んでも地獄に落ちない」ときめ込むことは勉強もしないで卒業式だけ急ぐのと同じで，

危険だと思いました。……だから死ぬまでが反省の，日常内観を続けなければいけないと変えたのであります。

また，この問題と関連して吉本師は次のようにも述べており，内観の真骨頂を語るものとして著者の印象に残っている。

　私としては，他人様の後生に対して，「やれ助かった。もう地獄へ落ちたくても落ちられない身にされましたよ。安心なさい」というような，だいそれた宣言はできません。また，その人が，どれほど熱心で深く進んでおられても，ほめること，甘えさせることは，一服させ毒を呑ますことですから，絶対にいけないと思います。

③反省の順序の確立
　身調べでは，ただ「死んだらどこへ行くか」，「どんなことを調べましたか」と，細かいテーマは何もなかったが，内観では，「小学校時代，あなたは，お母さんにどんなことをしていただき，どんなことをして返し，どんな迷惑をかけましたか」のごとく，誰に対して，いつ頃，自分は具体的にどうであったかについて順次テーマを与える。
④人の求めの程度に応じて行う
　内観への動機づけの深さは，一人一人で違うので，それらを一律に鋳型に入れず，指導者の方が各々の内観者の熱意についていくように改められた。
⑤苦行を減らす
　断食，断眠をとりやめ，十分食べ眠った上で内観を続けるように改められた。
⑥秘密を避ける
　邪推や誤解をさけるため，内観実習中に面会者があれば，誰でも自由に面会が許されるようになった。
⑦指導者の数
　身調べでは，一人の病人さんに5～8人の開悟人がついていたが，内観では，一人の指導者が複数の内観者を指導するようになった。
⑧宗教色をなくす
　刑務所や少年院への普及活動の際，憲法第20条中の「国及びその機関は，宗教教育その他いかなる宗教的活動もしてはならない」という条文が抵抗となった経緯があり，宗教色をとり除く努力が払われた。この際，吉本師は，内観の宗教性を否定する理由として次の事柄を挙げている。①仏の慈悲や救済についてほとんど言わない。②内観法専用の教典がない。③神がかり的な点や，霊媒のような特定の人の託宣に依るのではなく，誰にでも分かる。④単なる反省の練習という技術であって，内観しても，特定の宗教に入れとか，入るなという制約がない。
　また，吉本師は，いずれの宗教に属する人であっても，内観は，それを深めていく基礎になるとも述べている。
　ところで，身調べから内観への呼称の変更について，吉本師は多くを語っていないが，お

そらく，内観という言葉の語感そのものが，師が理想とする内観法を表現する用語として一番ぴったりしたものであったのであろう。そして，由来は何であれ，徐々に内観という言葉を実際に好んで使用するようになったのではないかと推察される。竹元隆洋氏によると[4]，吉本師による印刷物として内観という用語が残っている一番古いものは，昭和20年7月，終戦直前に発行された小冊子で，表紙に反省と大きく書かれ，その下に小さく（内観）と書かれているという。また，この表題に大きな影響を与えた一節として，小冊子中に引用された常盤大定著『支那仏教の研究』の一節『天台大師は大いに内観反省したのである。……』を挙げている。

d) 内観の普及活動

　吉本師の内観への情熱は，昭和20年前後の敗戦の重苦しく荒漠とした世相の中でも燃え続ける。昭和18年から終戦まで，大和軍需加工有限会社の社長をしていた関係で，18人の女子工員の人々に内観を指導し，また，戦後は，レザー問屋を営みながら，その合い間に社員の内観指導を怠らなかった。しかし，昭和24年，過労のため肺結核となり，4年間療養生活を余儀なくされる。ところが，社長である吉本師の入院中も，会社はますます発展し，12の支店を持つまでになる。そこで，昭和28年（38歳時），結核が回復し内観の普及資金が整った段階で，内観の指導と普及に専念すべく実業界を引退し，現在の大和郡山市高田口の自宅を内観道場として第2の人生のスタートをきることとなる。

　吉本師は，自分が身調べを修養していた頃から，この方法を矯正施設に広めることができればという夢を抱いていたが，昭和29年，ニコルソン牧師について奈良少年刑務所を訪れ，講演を行ったのが矯正界へ内観を持ちこむ最初となった。その後，篤志面接員として奈良少年刑務所，奈良少年院で内観の普及活動に入るが，話は聞いても内観を行おうとするものはなかなか現れず，週に2～3回の訪問では効果を期待するのが難しかったようである。こうして最初の1年間は容易に普及活動が進展せず何回か挫折しそうになるが，母や妻に支えられ普及活動を続行する。昭和31年頃からようやく進展を見せはじめるが，今度は内観は宗教ではないかという前述の抵抗に会う。しかし，それも管区長の証言をとりつけるなど吉本師の積極的な努力で乗りきる。その後は，内観担当の係官をおく方法と相まって，昭和34年から36年にかけて全国の矯正施設へ拡がりを見せることとなる。

　また，昭和37年頃より高等学校へも普及しはじめ，埼玉県狭山丘高校に内観道場がつくられる。昭和39年には信州大学竹内硬氏が吉本師の道場を訪れ，自ら集中内観を体験し心理学的立場から内観における自己変革過程を考察している。『内観四十年』の冒頭には，竹内氏による「内観とは何か」が寄せられている。そのほか，昭和42年頃から三木善彦氏，村瀬孝雄氏らが，心理学的立場から内観の原理や構造，過程などを明らかにすべく研究を続けてこられた。

(2) 精神療法としての内観—内観療法—

　精神医学領域で最初に内観に着目し，それを精神療法としてとり入れたのは石田六郎氏であった。石田氏は，福島県須賀川市で内科神経科を開業していた医師で，内観を知る以前から精神分析，催眠，自律訓練などを駆使して多くの神経症，心身症患者の治療に当たってい

た。また，氏は，長年石川啄木の精神分析的研究にたずさわり，啄木の不朽の名歌が幼児記憶の集中思考により浄化された特異な想像界から奔出したものであることをつきとめる。そして，石田氏は，啄木のような天才詩人でなくても幼児記憶の集中思考によって，短期間で精神浄化を達成できるのではないかと考え，その方法を腐心していた。折も折（昭和40年頃），吉本師の内観法を知り愕然とする。直ちに吉本師と連絡をとり，内観の資料を郵送してもらい，42歳の患者さんに施行し劇的な効果を得ることとなる。しかし，その後1週間の集中内観に耐えられず中断する例の多いことを知った石田氏は，内観を精神療法として広く適用するには原法に何らかの改善を加える必要性を痛感し，催眠，自律訓練と併用し，それを内観分析療法と呼ぶこととなった。

ところで，昭和42年，石田氏のもとで内観分析療法を受けた三木善彦氏によると[3]，はじめの3週間は自律訓練と催眠療法を受け，その間の触れ合いで石田氏への強い信頼感が培われ，最後の1週間集中内観を行っている。集中内観は，床の間に啄木の歌「灯影なき室に我あり父と母壁の中より杖つきて出づ」が掛けられている和室で行われ，催眠で年齢退行を経験していたため過去の回想が容易で，満足な展開が得られたことを三木氏は記している。また，石田氏は，吉本師が行う合掌やお辞儀は行わず，集中内観中に訪れる石田氏は，背後に座って内観報告を静かに聴き，「あなたはお母さんによって支えられているのですね」などの短いコメントを述べ，次のテーマを確認して去ってゆく様子が述べられている。

石田氏以後の治療者も，特に神経症や心身症患者に内観を施行する際は，森田療法や絶食療法などと併用している場合が多い。これは，一つには，神経症や心身症はアルコール依存症に比べると疾病の成り立ちに複雑な心理的からくりが存するためと，もう一つは，精神科を訪れる患者さんは，自主的に内観研究所を訪れる人々より内観への動機づけが不十分で，その点での治療上の工夫が必要なためと思われる。著者自身も，精神科で内観を施行する際，原法にできるだけ忠実にと思いつつも，あまりに早い段階で嘘や盗みをテーマとしてさし出すと，かえって防衛の殻を強めてしまうことに遭遇した。そこで，嘘と盗みをそのままテーマとすることに慎重となり，場合によっては省略してしまうことを述べたところ，吉本師より，それは，内観で一番大切な罪悪を見つめることをさけて通ることになり賛成できない旨，ご忠告の手紙をいただいた。しかし，著者にとっては，内観への動機づけを高める過程に多くの時間を要し，患者さんが正しく罪悪感を見つめる視点に立つまでが大変な仕事と思われたのである。

ところで，著者自身がはじめて内観を知ったのは，昭和42年，奥村二吉先生を通してであった。確か医局会で内観という面白い方法があることを紹介され，当時アルコール依存症の治療をあれこれ模索していた著者は，さっそく吉本師の内観道場を訪れ，集中内観の手ほどきを受けた。著者自身の内観は，ごく表層的な反省にとどまり，大変お恥ずかしいものであったが，それでも患者さんの治療には私なりに燃えていたので，さっそく岡山大学精神科と慈圭病院で次々と内観を施行した。岡山大学では横山茂生先生，慈圭病院では井上泰男看護師という，この上ない協同治療者に恵まれ，奥村先生からも毎週ご指導をいただいた。また，幸い岡山では当時，山方辰三郎氏を中心に断酒会が誕生したばかりで，内観を終えた患者さんを次々と断酒会へ紹介することができた。アルコール依存症の人々が家族に色々と心

配をかけてきたことは自明なことなので，内観は，そのまま治療への動機づけを深め，断酒の続行につながる．その辺りの事情は，神経症や心身症の患者さんに比べると単純明快である．その後，各地にアルコール依存症の専門病院や専門病棟ができるに及んで，内観は，断酒会とともにアルコール依存症の大切な治療法となったのである．

　また，昭和53年には，三木善彦氏，竹元隆洋氏らのご尽力で内観学会が誕生し（昭和57年，第5回大会より日本内観学会と改称される），そこでは，心理学や精神医学関係の研究発表だけでなく，体験者の生（なま）の報告に半分の日程がさかれていた．一度，内観学会の運営委員会で，研究発表と体験発表を分離する話もあったが，実践そのものを離れないことが吉本師の内観の原点であることが運営委員の間で確認され，研究発表と体験発表を同時に行う形式が踏襲されている．

文　献

1) 吉本伊信：内観四十年．春秋社，1965．
2) 奥村二吉他編：内観療法．医学書院，1972．
3) 吉本伊信編：内観の体験．内観研究所，1980．
4) 竹元隆洋編：瞑想の精神療法―内観療法の理論と実践（現代のエスプリ）．至文堂，1984．

初出，洲脇寛：内観療法．大原健士郎，渡辺昌祐編，精神科治療の発見．星和書店，東京，1988. 31-44頁に加筆．

3. 内観法から内観療法へ (2)

　私が内観法にとり組みはじめた1967年当時を振り返りながら話を進めてみたいと思います。精神科診療を求めて来院する人々の多くは，それぞれ何らかの障害，苦痛をかかえており，それらをとり除いて欲しいということで来院されます。つまり，内観研修所を訪れる方々のように，直接内観をやりたいといって来所するわけではないので，内観法へどのように導入するか，あるいは，内観法への適応症や治療効果の問題など，果たして，内観法が精神療法たりうるかといった基本的な課題の検証が必要でありました。つまり，当時はまだ内観法が1つの治療法として効果が期待できるのか，精神療法として確立できるのかといった初歩的な問題に焦点があったわけです。しかし，何分にも34年昔にさかのぼることになりますので，細やかな記憶は抜け落ちてしまっています。ただ，その間に雑多なものがふるいにかかって，かえって骨格のようなものだけが残っているといった面があるかもしれません。

(1) 精神療法としての内観法の模索—内観法から内観療法へ—

　まず，我々自身が，内観法の治療構造，即ち，集中内観・分散内観各々の役割，内観者に与えられる課題の意義，治療者の役割などについて十分に理解することが必要でありました。はじめは，吉本伊信師からのテープや本をもとに手探りしながら[12]，毎週1回，横山茂生先生といっしょに奥村二吉教授の部屋におじゃまして色々ご指導を頂くという試行錯誤をくり返していました。そうした過程の中で，アルコール依存症の場合は，自身の飲酒にまつわる行動そのものが問題で受診しますので，自分の行動の改善と内観法の接点をつかみやすく，特に自分の内面ですでに自己変革の機運が熟している人には，大変有効であることが分かってきました[4]。もちろんアルコール依存症でも，それに付随した様々な身体・精神の障害が起こりますが，もとはと言えば本人自身の飲酒行動から派生しているわけですので，内観療法によって，回復へのきっかけ，あるいは人間としての成長につながるヒントをつかみやすいわけです。今では，内観療法は，集団精神療法，自助グループ（断酒会，AA）とともに，アルコール依存症治療の3本柱として多くのアルコール医療機関に普及しています[7]。

　いっぽう，神経症や心身症などでは，患者さんの感じている問題点が不安・抑うつ症状であったり，あるいは身体化症状であったりしますので，それほど単純明快にはいかず，森田療法と併用するなど，時間もかかりました。また，患者さんによっては，強い罪責感を誘発してしまい，症状が悪化するケースもありました。そうした状況に直面し，何はともあれ吉本師のもとで内観法を体験してこなければという思いがつのり，大和郡山の内観研修所をお訪ねしたわけです。1967年頃であったと思います。

　吉本師のもとでの内観体験で私が得たものを，もし一口で言うとしたら，奥様の存在を含めて"絶対的な受容"とでも言えるようなものであったでしょうか。ともかく，しっかり受けとめて下さったという感覚が今も残っています。私達のやり方は，ただ内観の場面だけを切り離して行っていましたが，内観研修所では，食事，風呂，寝床に至る生活全体が吉本師夫妻の手造りですし，生活全体が内観的といいますか，内観としての文化がありました。そ

れから，これは，昨日の症例検討会（内観学会）のお話を聴きながら連想したことですが，確か吉本師は，"その人その人の内観についていく"といったようなことを治療者の接し方で述べていたと思うんですが，吉本師は，少年院の少年から宗教的レベルの人に至るまで，おびただしい数の人々の内観を指導してきています。そうした体験を通して，その人その人のレベルと個性に見合った内観でよいのだ，その人の可能性を信じて将来につながっていけばよいのだといった達感したところがあったのではないかと拝察いたします。ですから私の浅い内観に対してでさえも，批判的なこと，指導的なことはいっさい述べられず受けとめて下さったのだろうと思います。この点，私達のやり方はただ口先だけの内観指導で罪責感を求めすぎていたことに気づきました。

　また，これも，やはり昨日の症例検討会を聴いて連想したことで，ぜひ皆様方にお伝えしたいと思ったことは，私自身，これまでに精神科医である奥村二吉先生や下司孝麿先生以外に，様々な方から学ばせて頂いています。勿論，吉本師もその中の大切なお一人ですが，断酒会をつくりあげた松村春繁氏や，同じく断酒会の岡山支部の礎を築いた山方辰三郎氏からも大変多くのことを学ばせて頂きました。

　もう1人私にとって大変大きな存在となった方として，Griffith Edwards先生がいます。先生とは1978年ロンドンへ最初に留学してからのおつき合いが今も続いています。先生は，WHOのオピニオンリーダーとしてアルコール依存症候群の臨床概念を確立した人として有名で，今も，雑誌"Addiction"の編集委員長として健筆をふるっています。治療的なセンスも抜群の先生で，"Natural recovery is the only recovery"と題した表4-3-1のような内容（抜粋）のeditorialをしたためています[1]。その中でEdwards先生は，治療といってもそれは，その人その人に備わっている内的な資質が開花するわけで，治療者は，その方向にむけてちょっと肩をたたいてやるくらいのことだと述べています。吉本師も，1週間の集中内観では，こうした気持ちであったのかもしれないと勝手に想像しています。

(2) "嘘と盗み"をめぐって

　その後，吉本師と私の間でやりとりのあった問題として，内観の中で最も大切な課題とされている"嘘と盗み"があります。"嘘と盗み"は，内観がどれくらい深く進んでいるのか，あるいは進められそうかといった点で大切な指標になると思われますが，医療場面でまだ内観への内的な動機づけが十分でない段階で差し出すと，内観を単に処罰的なものと受けとめてしまい，かえって大きな抵抗となることがありました。そんなわけで，嘘と盗みというす

表4-3-1　Griffith Edwards : natural recovery is the only recovery（文献1より抜粋）

...... in truth all recovery is "natural recovery", with treatment conceived as at best simply the skillful business of nudging and supporting self-determined change......

...... work respectfully with them along natural or self-determined pathways which lead to amelioration of destructive habits, ...

でに言葉自体の中に negative な価値観が含まれるテーマを，場合によっては省略することがあることを書きましたところ，それが吉本師の目に留まりまして，それは内観にとって一番大切な問題をさけて通ることになるので賛成できないといった内容のお手紙を頂きました。

　もう一つ私が，"嘘と盗み"をテーマとして差し出すことに消極的となった伏線は，吉本師のもとでの私自身の内観においても，私自身の思い起こした様々なみにくい行為のすべてを吉本師に告げることができなかったという点があります。私自身ができなかったことを患者さんに求めるのは筋違いのような気がしましたし，また，身近な人々と自分とのやりとりを調べる中で，自然に内観で求められている課題に気づいていく方が，いきなり嘘，盗みといった行為自体をテーマにとりあげるよりも，私自身は内観療法の治療者として自然に治療を進められ，精神療法的ではなかろうかと考えました。つまり，私としましては，一番大切なところは，自分自身が探り当て，気づいていくプロセスではないかと思ったわけです。

(3) 神経症・心身症への内観法の適用

　神経症・心身症への内観法を適用する際，心に留めておかねばならない点は，前述したように，例えば身体化，つまり体の症状に転化してしまいますと，自己の精神的・行動的問題として主体的にとり組む姿勢が弱くなることです。そのため，森田療法や絶食療法などと併用したり，あるいは，自分を支えてくれている身体に対する内観ということで身体内観を行うなどの工夫をしているわけです[5,6]。

(4) 宗教と精神療法—内観療法の目ざすところ—

　御存知のように，内観の深さには様々なレベルがあり，深いものは，宗教的なレベルと言えるものだろうと思います。しかし，宗教的レベルで内観をとらえ，宗教的な立場と宗教的な用語で内観法を説明しようとすると，そこまで達していない比較的レベルの低い一般の人々への精神療法として内観法を一般化することが難しくなるのではないかと思われました。

　そこで，大人にとってのこころの成長（spiritual growth）が進行していく過程を説明するのに，何かよいモデルはないか当時色々模索しました。そうした視点で私の眼に留まったのが Erik Erikson の心理社会的発達理論（psycho-social developmental theory），特に自我同一性（identity）以降，大人の段階に入ってからの4つの課題でした[2]。私の眼には，それらが単に psycho-social というよりも psycho-spiritual，あるいは socio-spiritual なものに映ったわけです。そこで，大変稚拙な論旨ではありましたが，内観療法が，人生途上で出会う各々の人々に対する自分自身の identification のあり方を見直し，再編成していく作業であるというようなことを書き残しています[6]。

(5) アルコール依存症の回復とこころの成長

　また，アルコール依存症の患者さんが，自助グループの中で精神的な成長をとげていくプロセスを Erikson の発達課題と対応させて考えると理解を深めやすいのではないかと考え，

それらを提示しました（表4-3-2）[11]。ただ，ここで示されている各々の課題は，その年代に典型的ではあっても固有なものではなく，行きつ戻りつ波状的に成長していくものでしょう。例えばidentityの問題は確かに青年期に最も大切な課題と思われますが，中年期においても様々な危機に見舞われ再構成されるものであり，同様にintimacyの課題は，彩りは違いますが，中・老年期にとっても大切な課題と思われます。また，特に最終段階の統合（integrity）に至ってはspiritualityの問題を抜きにしてはなしえない課題と思われます。

　Jung, C. G. もAAの創始者の1人Billに当てた書簡の中で，アルコール依存症の回復にいかにspiritualな問題が大切かということを述べています（表4-3-3）[3]。Jungは，Rowlandというアルコール依存症の人に何セッションにもわたって精神分析的治療を行っていますが，いずれも再発してしまい，最後にRowlandさんにあなたにはspiritualな開眼しかないことを告げているわけです。そのRowlandさんがAAの中で回復し，その事実をBillがJungに宛てて書き送った手紙に対するJungからの返信の抜粋です。Jungは，この中でspiritualな，

表4-3-2　Eriksonの発達段階と依存症の回復過程 [2]

発達段階（青年期以降）	依存症の回復過程
5. Identity（vs role confusion） 自我同一性の確立 （vs 自分が何をしたいか，どういう人間になりたいか分からない）	アルコール依存症としての自分を認め，新たな出立をはじめる（vs 否認）
6. Intimacy（vs isolation） 親密性（vs 孤立） 職業，家庭などにおける競争と協力の調和	配偶者，自助グループ仲間との交流，信頼，協力（mutuality）
7. Generativity（vs stagnation） 次世代を世話し育むこと （vs 自己沈潜）	家族，自助グループ仲間の世話をし，若い人々を育んでいくこと （AA，sponsorship）
8. Integrity（vs despair） 自分の人生を納得し，受け入れること（vs 絶望，自殺）	アルコール依存症であった自分を含めて真に自分を全体として受け入れること

表4-3-3　Bill（AA）に宛てたJung, CGの手紙（文献3より抜粋）

....
His craving for alcohol was the equivalent, on a low level, of the spiritual thirst of our being for wholeness, expressed on medieval language: the union with God.
How could one formulate such an insight in a language that is not misunderstood in our days?
....
You might be led to that goal by an act of grace or though a personal and honest contact with friends, or through a higher education of the mind beyond the confines of mere rationalism
....

あるいは religious な洞察を，私どもが普段使用している日常的な言語で伝えることがいかに難しいかということを述べています。短い抜粋ですが，それだけに Jung 自身の洞察からにじみ出た言葉を単に日本語に置きかえても，かえってその真意をそぐことになるのではないかと危惧しますので，そのままにしておきます。

(6) 内観法と AA の 12 のステップ・12 の伝統

かつて第 5 回本学会大会（竹元隆洋会長，鹿児島市，1982 年）で，特別講演をお引き受けした際，日本の断酒会が AA を手本としながらも，God という言葉に馴染めないため削除されてしまった 12 のステップの多くの部分を内観法がカバーしている事実を指摘したことがあります[3, 8, 11]。表 4-3-4 は，各ステップのキーワードだけを示したものですが，そのうち以下のステップ 4，5，8，9，10 はまさに内観そのものであり，それらは，分散内観とそれに基づく具体的な行動の積み重ねという表現に置き換えることができそうです。

ステップ 4：探し求め，恐れることなく，自分自身の棚卸しを行い，それを表に作った。
ステップ 5：神に対し，自分に対し，今一人の人に対して，自分の過ちの本質をありのままに認めた。
ステップ 8：私たちが傷つけたすべての人の表を作り，その人たち全員に進んで埋め合わせをしようとする気持ちになった。
ステップ 9：その人たちやほかの人を傷つけない限り，機会あるたびに，その人たちに直接埋め合わせをした。
ステップ 10：自分自身の棚卸しを続け，間違ったときは直ちにそれを認めた。

また AA では，12 のステップと並んで，12 のトラディション（伝統）によって人間集団としての規範を定めています（表 4-3-5）[3, 11]。それによって個々人の中に潜む我欲を十分に制御し，大義につくといった筋道を，具体的な規律として提示しています。

ところで，現在行われている内観法・内観療法においても，集中内観は明確に構造化されていますが，分散内観とそれに連なる実践的な生活行動は各々の内観者に委ねられています。

表 4-3-4　12 のステップ（AA）　（文献 3 よりキーワードのみ抜粋）

1. powerless over alcohol, unmanageable life
2. believe a greater Power
3. turnover to the care of God
4. searching and fearless moral inventory of ourselves
5. admit the exact nature of our wrongs
6. ready to have God remove all these defects
7. humbly ask Him to remove our shortcomings
8. make a list of all persons we harmed and make amends to them all
9. make direct amends to such people wherever possible
10. continue to take personal inventory
11. seek through prayer and meditation to improve our conscious contact with God
12. carry this message to alcoholics, practice these principles in all our affairs

表4-3-5　12のトラディション（AA）（文献3よりキーワードのみ抜粋）

1. common welfare first, personal recovery upon AA unity
2. ultimate authority – a loving God, leaders – trusted servants, – do not govern
3. only requirement – a desire to stop drinking
4. each group – autonomous
5. primary purpose – carry AA message to alcoholic
6. never endorse, finance, lend AA name
7. fully self-supporting
8. forever nonprofessional but service centers
9. never be organized but service boards
10. no opinion on outside issues
11. public relations based on attraction than promotion, maintain personal anonymity
12. anonymity – spiritual foundation of the traditions, place principles before personalities

以上述べたAAの12のステップと12のトラディションが，分散内観の継続や内観体験者の集い，研究会，学会のあり方を考える上で皆様の参考になればと思います。

おわりに

　吉本師は，内観法は，仏教，キリスト教その他の宗派を問わず，宗教（信心）への共通の入口となり，深く進もうとする人には，それなりの道が開かれていると述べています。また，いっぽうでどのような人々に対しても，その人，その人への内観面接を誠心誠意続けてこられ，内観の普及に尽くされました[12, 13]。しかし，吉本師御自身は，むしろ学会活動とは一線を画し，御自身が組織化された集団に組みこまれることを避けていたようにさえ見受けられました。こうした吉本師のあり方が，なぜか私の心の中に前述したAAのトラディションや親鸞を連想させてしまいます。ともあれ，吉本師は，一人一人の内観者への面接と内観の普及にまさに生涯を捧げた方でありました。

文　献

1) Edwards, G. : Natural recovery is the only recovery. Addiction, 95（5）：747, 2000.
2) Erikson, T. H. : Identity and the Life Cycle（Psychological Issues Vol 1, No.1. Monograph 4.）International Universities Press Inc., New York, 1959.（小此木啓吾訳編：エリク・H・エリクソン「自我同一性」アイデンティティとライフ・サイクル．誠信書房，東京，1973.）
3) Leach, B. and Norris, J. L. : Factors in the development of Alcoholic Anonymous（A.A.）. in "Treatment and Rehabilitation of the Chronic Alcoholic, The Biology of Alcoholism Vol.5"（ed. by Kissin, B. and Begleiter, H.）p.441-543. Plenum Press, New York, 1977.
4) 洲脇寛, 横山茂生, 竹崎治彦：内観療法の研究．精神医学，11（9）：707-711, 1969.
5) 洲脇寛：内観と森田療法．精神療法研究，4（1）：24-32, 1972.
6) 洲脇寛：内観療法．最新精神科治療学（新福尚武編），220-234頁，医学書院，1972.

7) Suwaki, H. : Naikan and Danshukai for the treatment of Japanese alcoholic patients. Brit. J. Addiction, 74（1）： 15-19, 1979.
8) 洲脇寛：アルコール症の治療と内観．第5回日本内観学会発表論文集，3-6頁，日本内観学会事務局，1983.
9) 洲脇寛：内観療法．精神科治療の発見（大原健士郎，渡辺昌祐編），31-44頁，星和書店，1988.
10) 洲脇寛，堀井茂男：内観療法のエッセンスとバリエーション．臨床精神医学，20（7）： 1023-1028, 1991.
11) 洲脇寛：自助グループの役割，アルコール依存症―回復と社会復帰，現代のエスプリ303号（榎本稔編），199-210頁，至文堂，1992.
12) 吉本伊信：内観40年．春秋社，1965.
13) 吉本伊信：内観の話，内観研修所，1975.

初出，洲脇寛：内観法から内観療法へ．内観研究，10（1）： 27-33, 2004に加筆．

4. 老年アルコール依存症者の回復過程

　老年精神医学というと，脳の萎縮や脳機能の低下，痴呆といった言葉を連想するせいか，それらの言葉に含まれるネガティブなイメージがどうしても前面にでてきてしまう。しかし，Erikson Eはライフサイクル論の中で，老年期の課題として統合感（integrity）をおいており，危機としての絶望（despair）と対置している[1,2]。ところで，日常診療の中でアルコール依存症者の長期経過を眺めていると，たしかに肝硬変や上部消化器がんなどの身体合併症で死亡する人も少なくないが，老年期に至ってはじめて配偶者とのこころの絆の大切さに気づき，統合感と呼びうるものを獲得し，アルコール問題から脱出する例に遭遇することがある。ここでは，自験例をとおして，老年アルコール依存症者の回復過程におけるこうしたspiritualな展開について述べてみたい。

　紹介する2症例の共通点は，いずれも60歳代の男性で，ともに自助グループへの参加を望まれなかったが幸い配偶者の協力が得られ，数年間にわたり配偶者同伴で外来へ通院されたことである。

　Aさんの酒歴は長く，20歳代から晩酌が始まり，やがて休日には昼間からの常習飲酒が加わった。30歳代には毎晩清酒5合程度となり，40歳代にはいると肝障害で入退院を繰り返すようになり，40歳代なかばで運送関係の仕事を退職し農業を始めた。体は頑強で力仕事をいとわず，真面目な性格であった。しかし，その後もさらに入退院の回数が増え，不機嫌を伴う抑うつエピソードがみられるようになり，エピソード中にはさらに酒量が増え，泥酔，転倒がみられるようになった。

　その後X－9年以来当科へは3回の入院歴がある。当科受診当初は，肝機能障害が顕著で，血小板減少，出血傾向も認められ，泥酔時の転倒によりその後2回にわたって硬膜下血腫除去術を受けた。また，2回目の入院までは奥さんが仕事を続けていることもあって奥さんからの十分な協力が得られず，通院の継続がむずかしかったが，2回目の入院以後は，奥さんの運転で1.5時間の道のりを月1回定期的に通院されるようになった。抑うつエピソード時に飲酒があるものの，比較的穏やかに経過する期間が増え，肝機能も徐々に改善し，低値であった血小板数もX－2年には正常下限まで回復し出血傾向も認められなくなった。その後抑うつエピソードも徐々に治まり，2人の表情も明るくなり，2人とも多くを語るほうではないが，やわらいだ和やかな雰囲気がこちらに伝わってくるようになった。しかし，これまで壮健であったご両親も90歳を越え，母親が入院することとなり，毎日昼間は母親の介護にAさんが出向き，父親のほうも日常生活が不自由となってきたが施設入所を拒むため，毎晩父親を抱きかかえ風呂に入れることが本人の日課となっている。

　一方Bさんも，現在60歳代半ばになるが，20歳代後半から毎晩清酒2合程度をたしなむようになり，X－20年娘さんの結婚後酒量が増えてきた。X－12年頃から自営業なので仕事の合間にも飲酒するようになり，また，そのころから休日には朝から酒が入るようになった。胃・十二指腸潰瘍の既往があり，X－5年よりアルコール性肝障害で総合病院内科で治療を受けていた。当科受診時の主訴は，上記の飲酒問題に加えて，睡眠障害，食欲低下，体重減少を認め，さらに「女房が浮気している。30年間眼をつぶっていたが，いろいろぼろがで

るようになった」と述べ，奥さんの言などを総合すると嫉妬妄想と判断された．性格は穏やかで，奥さんの協力も得られ外来での治療が継続できそうであったので，ともかく1年間は断酒を続けることを提案し，シアナマイド5ml，ハロペリドール1.5mgを投与し，奥さん同伴で2週間ごとの通院治療を重ねていった．半年後には肝機能障害，嫉妬妄想，その他の自覚症状は改善し，また，酒をやめてから喘息のほうもよくなったと喜ばれ，家業も毎日営むことができるまでに回復した．しかし，8か月後の法事の席でビールを飲んだことを契機にビール350～720mlを晩酌するというペースになったが，それなりに安定した状態で経過した．X＋2.5年には，家計を補う必要性から奥さんがパートタイムで仕事にでるようになり，その後は本人ひとりで1か月に1度の頻度で外来通院を続けている．X＋3.5年とくに自覚症状があったわけではないが，軽度の貧血傾向と体重が増えないということで血液内科をコンサルトしたところ，若干の汎血球減少の傾向はあるが，造血機能等に異常はないという返事であった．その後，とくにこちらがすすめたわけではなかったが，自ら断酒に踏み切ったところ体重が4kg増加し，ヘモグロビン，白血球数，血小板も正常範囲まで回復し大変喜んでいる．

　2人の治療経過を振り返ってみると，共通して認められる回復要因として，いずれも夫婦同伴で数年以上にわたり外来へ通院されたことがあげられる．こうしたいわば夫婦の共同作業としての通院の意義として，治療者―患者関係以上に，通院途上の対話を含めて夫婦間にこれまでになかったあらたなこころの交流を育んだことがあげられる．そうした交流をとおして老年期に至ってはじめて最も身近で生活をともにしてきた配偶者の存在の大きさに気づき，相互の信頼と愛情を結実させることができたことが，回復への一番の原動力になっているように思われる．

　Aさんの場合は，田舎での昔ながらの生活習慣の名残があり，年とった両親と子供たちとの三世代の同居生活を当然のこととして受けとめていたと思われるが，通院のための往復の車中の時間は，夫婦の大切なこころの交流の機会となったと推察され，お互いへの理解と信頼が深まり，かけがえのないパートナーとして尊敬し合えるようになったことが，なによりもこころの拠り所になっているように感じられる．Bさんの場合も，2年半にわたって毎月夫婦同伴で外来通院という行動を欠かさず続けてきたことが，これまでになかった夫婦の共同作業であり，Bさんのなかにあった猜疑心を払拭する結果につながったように思われる．

　Eriksonは，「統合感(integrity)とは，自分自身のただ1つのライフサイクルを受け入れることであり，自分のライフサイクルにとって存在しなければならない，代理のきかない存在として重要な人物を受け入れることである」と述べ，さらに「ただ1つのライフサイクルとは，歴史の一節との偶然の一致であることを認識することでもある」と指摘している[1]．まことに味わい深い洞察である．これらの症例の回復過程を振り返って言えることは，"Maturity (Integrity) is a natural recovery course" ということになろうか．

文　献

1) Erikson E : Identity and the lifecycle. International Universities Press, New York (1959).
　　(小比木啓吾訳編：エリク・H・エリクソン「自我同一性」アイデンティティとライフ

サイクル．誠信書房，東京，1973）
2) 河合隼雄ほか：岩波講座 精神の科学 6；ライフサイクル．岩波書店，東京（1983）．

初出，洲脇寛：Maturity is a natural recovery course ─老年アルコール依存症者の回復過程．老年精神医学雑誌，15（2）：150-152，2004 に加筆．

5. Spiritual Life への旅立ち

　私も含めて内観法を内観療法として利用させてもらっている者は，最初の入り口に過ぎない集中内観を過大評価しすぎるきらいがあるように思えます。人の一生から見ると，集中内観は，"たましい（spirituality）"の次元への旅立ちの一つの契機に過ぎないと考えられます。しかし，このたましいへの旅立ちこそが生涯の大問題であると気づくのに時間がかかることがありますし，生涯気がつかないまま過ぎてしまうこともあります。

　ところで，集中内観の面接者（指導者）の態度として，吉本師は，"謙虚さ"の重要性について繰り返し述べています[1]。謙虚さとは，手もとの広辞苑電子辞書では，「控えめで素直であること」と書かれています。また，吉本師は，内観者がどんな人であれ，内観している行為こそが尊いことだとして，内観者に向かって1回の面接のたびに4回合掌されています。内観法は，無理矢理人に強いるようなものではないでしょうし，個人個人のレベルでの内観の展開があって当然ですので，画一的になりすぎることにも注意が必要でしょう。

　また，御存知のように吉本師は，集中内観を毎日の内観（日常内観）を続けるための練習であると位置づけています。"悟りを開く"などといったことは，特別な人，恵まれた人に生じると言われていますし，その悟りでさえも，時とともに変化し消え失せることもあるでしょう。吉本師は，御自分を初心者へ手解きをする者と位置づけ，一人でも多くの人に内観を知って頂くことに生涯意欲を燃やし続けられました。確かに内観を通して悟りの境地に至る人は稀有なことでしょうが，たとえそこまで到達できなくても，周囲の人々によって支えられ，生かされていることを感知することができれば，それは，たましいのある生活（spiritual life）への旅立ちの大きなステップとなります。内観によって悩みが消えて楽になるわけではなく，苦しみや悩みも，楽しみと同様人間にとって大切なこころの働きと考えられます。苦しみや悩みを主体的に引き受け考えぬいていくことの方が大切だと思います。少なくとも自分が生かされている存在だと気づけば，主体的に引き受ける下地がつくられます。

　また，我々人間にとっての最大の試練は，自分の死を受け入れることだと思われ，それは，どのような苦しみにもまして大きな難関と思われます。内観でも（特に身調べでは），死を問いつめる真剣さがなければ深く進めないことが指摘されています。しかし，実際には，我々凡人にとってそれは大変難しい課題です。我国も，特に明治以降は西欧文明の恩恵に浴し，今では世界一の長寿国と言われるまでになっています。しかし，その分，死の問題を自分自身の大問題としてとり詰める機会が少なくなっているとも言えます。浄土真宗を含む数々の仏教宗派が発展した江戸時代以前には，様々な疫病や天災，戦などにより，幼い我が子を亡くしたり，最愛の人に先立たれるなど，人生早期から大きな喪失体験に見舞われるのが当然であった時代と思われます。そこでは，現代に比し，死は若い頃から身近な問題であったことでしょうし，まだ近代医学の恩恵も殆どなかった時代です。

　この点で長寿時代を生きる私ども平均的な日本人に参考となり，励みとなるのは，Erik Erikson の指摘している "人は，年をとることによって肉体的な老化は進んでも，―あるいは老化が進むに従ってといった方が正確かと思われますが―，たましいの成長が進んでいく" という観点です。即ち，Erikson は，老年期の心理社会的な課題として，最も円熟したレベ

ルと考えられる"統合感（integrity）"を挙げ，それは，「自分自身のただ1つのライフサイクルを受け入れることであり，自分のライフサイクルにとって存在しなければならない，代理のきかない存在として重要な人物を受け入れることである。」と述べ，また，それは，「自分の両親に対する今までと違った全く新しい愛であり，…自分の人生は自分自身の責任であるという事実を受け容れることである」と続けています。さらに，「個人の人生は，ただ1つのライフサイクルと歴史の一節との偶然の一致であることを自覚することである」とも述べています[2]。

　また，ありがたいことに，人間には，肉体的な老化が進んでも，こころには人間としての完成に向かって展開していく素因が賦与されていると考えられ，老年期に至り死が近づけば一層内観的なスタンスに立つことが可能なように思われます。若い頃の内観が浅いからと言って諦めることはないでしょうし，深いからと言って慢心するのも禁物でしょう。中高年になると，父母，兄弟，友人の死など多くの喪失体験を通り抜けなければならず，また病気を抱えながら生き抜かなければならぬこともあります。否が応でも死の問題が間近なものとなり，意識的か無意識的かは別として，自分自身の死の問題を背景として周囲の人々や大自然とのやりとりを考えるようになります。それは，おそらく生まれながらに授かっていた能力が，この齢に至って様々な夾雑物や我欲が抜け落ち，活性化されてくるのではないでしょうか。真にありがたいことだと思います。

文　献

1) 吉本伊信：内観の話．内観研修所，奈良，1975．
2) Erikson, E. : Identity and lifecycle. International Universities Press Inc., New York, 1959.
（小此木啓吾訳編：エリク・H・エリクソン「自我同一性」アイデンティティとライフサイクル．誠信書房，東京，1973．）

初出，洲脇寛：Spiritual Lifeへの旅立ち．内観研究，10（1）：1-2，2004に加筆．

第5章 予防と教育

1. Alcohol Education ―誰に向かって何をするか―

　ここで私が述べたいことは，適正飲酒といった意味合いの単に酒の飲み方についての教育ではない。もっと幅広く，飲酒にまつわる健康障害，依存症の本態と回復（治療）の道程，酒害の予防など，あらゆるアルコール関連問題についての理解と対応に関してである。しかも，それらを誰に向かって―依存症者本人は勿論のこと，家族，医療関係者，職場，地域の様々な機関や住民，さらには国や国際的レベルに至る幅広い対象に，どのように伝えていくかという問題である。飲酒教育という邦語だと，どうしても酒の飲み方を連想してしまうので，曖昧で拡がりのありそうなAlcohol Educationという外来語をあえてそのままタイトルとした。

⑴ アルコール依存症者本人，家族に対する教育的・治療的活動
　（自助グループを含む）

　この際の基本的態度として重要と思われることは，お互いの主体性を尊重し，お互いに学び合う関係（相互性，mutuality）であろう。これは，医師・患者・家族間においても，医療スタッフ間，あるいは自助グループにおいても言えることである。また，アルコール依存症の治療目標は，単に身体機能・精神機能の復元にとどまらない。それだけでは，酒の飲める体に戻すだけということになってしまう。これまで自分が持ち合わせていなかった大切なものを獲得する新たなこころの成長の過程（spiritual growth）こそ中心的な課題である。こうした大人にとっての成長を考える際，Erikson, E. の示した8段階のdevelopmental stage―特に青年期以降の発達課題―が大変参考になる（表5-1-1）[1]。ただ，ここで示されている

表5-1-1　Erikson, E. の発達段階と依存症の回復過程

発達段階（青年期以後）	依存症の回復過程
5. Identity（vs role confusion）自我同一性の確立 （vs 自分が何をしたいか，どういう人間になりたいか分からない）	アルコール依存症としての自分を認め，新たな出立をはじめる（vs 否認）
6. Intimacy（vs isolation）親密性（vs 孤立） 職場，家庭などにおける競争と協力の調和	配偶者，自助グループ仲間との交流，信頼，協力（mutuality）
7. Generativity（vs stagnation） 次世代を世話し育むこと（vs 自己沈潜）	家族，自助グループ仲間の世話をし，若い人々を育んでいくこと
8. Integrity（vs despair）統合（vs 絶望，自殺） 自分の人生を納得し，受け入れること	アルコール依存症であった自分を含めて真に自分を全体として受け入れること

各課題は，その年代に典型的ではあっても固有なものではなく，行きつ戻りつ波状的に成長していくものであろう。例えば identity の問題は確かに青年期に最も大切な課題と思われるが，中年期においても様々な危機に見舞われ再構成されるものであり，同様に intimacy の課題は，彩りは違うが，中・老年期にとっても大切な課題であろう。Erikson の提示した psycho-social development は，Psycho-spiritual あるいは socio-spiritual と言い換えることができるほど spiritual な彩りが濃いものとして著者の眼には映るのである。特に最終段階の統合（integrity）に至っては spirituality の問題をぬきにしてはなしえない課題であろう。

また，著者は，かつて AA と断酒会を比較検討し，断酒会は AA の 12 のステップをモデルとしているが，断酒会では Higher Power の概念をいっさい除いたため spiritual な課題に関して曖昧であり，内観療法がその部分を補いうることを論じたことがある[2,3]。

(2) 医学生，医師に対する教育

a) 医学部教育

香川医科大学でも，従来の系統講義にかわって統合講義・総合講義が導入され，さらに自主的な学習習慣や発表能力を養うため，チューター，リソースパーソンを配した小グループ単位のチュートリアル教育をとり入れている。その中で救急部，消化器内科，法医学，公衆衛生学などと協力して，アルコールの薬理と臓器障害，いっき飲みの問題，自助グループなどのテーマ学習を行っている。また，臨床実習においても，従来の5年次生の精神科病棟・外来実習（必修，2週間）に加えて，6年次生の選択必修（3週間）として，精神科病院・クリニック，精神保健福祉センターなどでの実習をとり入れ，その中でアルコール専門病棟や自助グループミーティングへの参加も行われている。精神科での実習希望者は比較的多く毎年5～10人が希望している。

b) 一般医療従事者への教育（内科医，精神科医，コメディカルスタッフなどを含む）

これまでアルコール依存症についての十分な教育・研修が行われていなかったこともあり，一般医が精神障害やアルコール依存症への関わりを避ける傾向のあったことは否めない。先日京都で催された George Vaillant 先生（ハーバード大学精神科教授，AA ノンメンバー理事）のお話でも，こうした傾向は，アメリカにおいても同様のようである。こんな中で，国立療養所久里浜病院が昭和50年から続けてこられたアルコール依存症臨床医研修は，特筆すべきことである。その後医師以外に保健師，看護師，ソーシャルワーカーのコースも加わり年2回実施されている。また，昭和54年に始まった日本アルコール医療研究会は，マンモス学会となったため，現在ではアルコール関連問題学会とその名称を変え，職種ごとの分科会も行われるようになったが，アルコール医療研究会発足当時の良さと名残をとどめているのが，地方会としての中国四国アルコール関連問題研究会である。2002年に20回を迎えたが，毎年夏に120～150人の参加者（多職種の人々）が一堂に会し，事例をめぐって各々の立場から自由な討論が持たれており，職種間の相互理解も深まりやすい。また，そこではかつてのアルコール医療研究会の伝統となっていた夜間集会も存続しており，肩の力を抜いた場での出会いと語らいも楽しみの1つになっている。

(3) 地域（行政・教育その他の機関，職場，一般住民を対象）での教育活動
a）アルコール関連問題・障害の予防と早期介入
　地域で生活している様々な人々や集団に対する教育的な働きかけとしては，例えば，飲酒運転その他の酩酊事故，外傷，犯罪，あるいは飲酒問題の家庭に及ぼす影響，hidden alcoholics などを具体的な題材としてとりあげ，地域の様々なグループを対象として理解を深めていくことができる。

b）飲酒習慣を含む健康なライフスタイルの形成
　さらに積極的な予防対策としては，飲酒・喫煙問題は，食行動の偏り（神経性不食症や過食症などの食行動異常）や糖尿病などと同じような，生活習慣病として把えることができ，依存あるいは嗜癖行動としての共通点もあるので，こうした背景を十分一般住民に認識してもらい，健康な生活習慣の重要性を教育していくべきであろう。そのほか，対人関係やストレスへの対処行動の未熟さ，あるいは家族成員の不適応などが誘因となって，過量飲酒につながることも少なくないので，誘因そのものに対しての対応について話し合いが持たれることも有意義である。

(4) 国レベルでの活動
―自販機問題をめぐるアルコール関連問題学会の活動の推移―
　酒類自販機問題に対してアルコール関連問題学会が行ってきた以下の活動は十分に評価されるべきであろう。

・第15回大会（石川県，片山津温泉，1993年）
　酒類自販機の撤廃を決議し，公衆衛生審議会アルコール関連問題専門委員会へ早急に提言を行うよう申し入れる。同年10月酒類自販機問題，アルコール教育の普及啓発，テレビコマーシャルの規制など盛りこんだ提言が公表される。

・第16回大会（岡山市，1994年）
　著者自身が会長を引き受けた大会でもあったが，高木敏先生らの熱心な働きかけで自販機問題についての公開分科会が持たれた。小林秀資厚生省審議官も出席され，長野オリンピックまでに酒類自販機撤廃の約束を頂く。翌年（1995年）5月全国小売酒販組合中央会が2000年5月までに酒類自販機を撤廃することを宣言。

・第22回大会（山口県，湯田温泉，2000年）
　ところが，約束の2000年に開かれた22回本学会の第3分科会（青少年の飲酒問題）へ参加を予定していた酒販組合と厚生省からの2人の演者から直前になって不参加の連絡が入る事態となり急きょ理事会，総会を開き，声明文，並びに厚生大臣，全国小売酒類組合に宛てた要望書を提出することが決議され送付された。そして，同年6月1日をもって屋外自販機による酒類販売を中止した旨の宣言が全国小売酒類組合中央会より公表された（7月30日）[5]。
　しかし，これも屋外という条件つきであったため，その後，フェリーなどで長距離トラック運転手による睡眠不足プラス飲酒による運転死亡事故があり，フェリー会社が自主的に自販機を撤去するという出来事があった。また，最近になって飲酒運転に対する法的規制が強化されたことは，被害者にとっても，加害者にとっても大変不幸な事態を招来する飲酒運転

事故を防ぐ上で，一歩踏み込んだ対策として歓迎すべきことと思われる．

おわりに

著者自身も，1995年雑誌"Addiction"に我国の自販機問題を取り上げ報告している[4]。その中で著者は，Alcohol Educationを含めた教育全般に不可欠な2本の柱として，1つは「科学的，客観的な事実を，たとえそれが辛い実態であっても正確に伝えること」と，もう1つは，「社会や自然に対して人間性に裏打ちされた暖かく思慮深い態度を形成していくこと」を挙げている．

文　献

1) 洲脇寛：内観療法．最新精神科治療（新福尚武編），220-234頁，医学書院，1972．
2) 洲脇寛：アルコール症の治療と内観．第5回日本内観学会発表論文集，3-6頁，日本内観学会事務局，1983．
3) 洲脇寛：自助グループの役割．アルコール依存症—回復と社会復帰—，現代のエスプリ303（榎本稔編），199-210頁，至文堂，1992．
4) Suwaki, H.: Toward a healthy balance between alcohol and society in Japan — a symbolic issue of alcoholic vending machines. Addiction 90（2）：183-184, 1995.
5) 堀井茂男：第22回日本アルコール関連問題学会を主催して—酒類自動販売機撤廃に大きな力！—（学会印象記）．アディクションと家族，17（3）：338-341, 2000．

初出，洲脇寛：Alcohol Education—誰に向かって何をするか—．日本アルコール関連問題学会雑誌，5；7-10, 2003に加筆．

2. アルコール依存症の治療をめぐって―今後の課題―（座談会）

　　出席者：**榎本　稔**　榎本クリニック
　　　　　　小宮山徳太郎　国立精神・神経センター武蔵病院
　　　　　　林田　基　国立療養所久里浜病院
　　司　会：**洲脇　寛**

(1) アルコール症医療をとりまく状況の変化

洲脇　本日はご多忙の中をお集まりいただきありがとうございます。アルコール依存症の医療を取り巻く状況は，特にこの5年間で大きな質的変化を遂げているように思われます。

　例えば患者さんの軽症化が進み，私の地元の香川県でも，外来で治療できるような，一見すると普通のサラリーマンにしか見えない患者さんや女性，若年層の患者さんが非常に増えました。先日も，ビールをカロリー源にしているというイーティング・ディスオーダーの女性患者が現れ，驚いた次第です。このように，アルコールが身近な存在として幅広い層に浸透しつつあり，一方，医療全般に目を向けてもインフォード・コンセントが普及するなど，様々な変化がみられた5年間だったと言えるのではないでしょうか。

　そこで本日は，アルコール依存症に対する，精神医療の最前線では現在どのように取り組み，どこに課題を抱えているのか，そして今後どのような方向に進んでいくべきなのかなどについてそれぞれの立場からご発言いただければと思います。

　では初めに，榎本先生から最初の口火をお願いします。榎本クリニックは，アルコール依存症に対して意欲的に最先端の取り組みを展開していらっしゃるクリニックですが，今感じられているところをざっくばらんにお願いします。

榎本　そうですね。アルコール依存症の軽症化というのは，確かに進んでいると思います。先日もある断酒会の会長から伺いましたが，最近は純粋な意味でのアルコール中毒患者がいなくなってきたというのですね。つまり，うつ病や臓器障害など，様々な病気との合併症の形でアルコール依存の症状を呈する人たちが増えてきているということで，患者の層が複雑になってきたとも言えるのではないでしょうか。最近では，女性のアルコール依存症が増えてきて，私どものクリニックにも毎日約10名の女性患者が通院しています。若年化も進み，なかには17歳の男の子が通院しています。また定年退職後にアルコール依存症に陥ってしまう患者さんも目立ち始めており，患者の層は確実に変わりつつあると思います。

洲脇　その他，取り組んでいらっしゃる治療方法などの面での変化はみられますか。

榎本　私どものクリニックは，池袋駅のすぐ近くのビルでアルコール・デイケアを行っていますが，毎日50～60名の人が通って来られます。最初はこれほどの患者さんが来るとは思っていませんでした。動機づけが十分できていない状態で連れてこられるので，治療が中断しやすい欠点はあるものの，アルコール依存症の軽症化に伴い，治療の方法も重装備ではないソフトな方向に変わりつつあるのではないでしょうか。

a) 初診の重要性

洲脇　榎本先生は，外来中心に意欲的な取り組みをやっておられるわけですが，小宮山先生

の方は，重症の患者さんや，様々な精神的な合併症をもっている患者さんなど，多くの入院患者の治療に携わってこられたと思います。先生の立場からはいかがですか。

小宮山 私どもの国立武蔵病院では，早い時期に適切な治療がされていなかったと思われる患者さんが多数いらっしゃいます。例えばアルコールを止めた後，急性の離脱期が過ぎても，その後非常に不安定な状態が訪れます。これを私は退薬後情動障害あるいは遷延性退薬徴候と呼んでいるのですが，早い時期にわれわれの治療対象とされていれば，重症化することはなかったと思われる患者さんがしばしば私どもの病院を訪れるのです。

3カ月サイクルの入退院を数えられないほど繰り返し，痴呆状態にまで落ち込んでしまった患者さんや，家族に暴力をふるったり，家を燃やしてしまったり，統合失調症を合併していたが故の悲惨な例などは，もっと早く適切な対応をしていれば，全く別の結末を迎えられたのではないかと思われます。また，地元では"酒乱"として恐れられている人を，私どもの病院で診てみたら，実は統合失調症だったという場合もあります。

したがって，最初に治療者として関わった先生は，患者さんをもっとよく診ていただき，必要があれば，入院治療の断を下す場合があってもよいのではないでしょうか。つまり，対象をより綿密に区別して，ケースによってクリニックの外来治療や3カ月の入院治療，あるいは長期の入院治療を選択するという，治療戦略をより細分化していく必要があると私は思うのです。

b) 豊富なバリエーションが求められる今後の治療

洲脇 対象者が軽症なレベルへ広がると同時に，年齢層も広がりをみせ，女性患者も増えるなど，様々な人がアルコール依存症にかかるようになったため，医療側もメニューにバリエーションが必要で，こちらの戦略ももっと綿密にということですね。

林田先生は，榎本先生や小宮山先生のご意見を伺っていかがですか。

林田 私が務めている久里浜病院では，現在でも患者の層にほとんど変化はみられません。そもそも武蔵病院に集まるような重症な患者さんは，あまり久里浜病院には連れてこられないのです。

しかし，最初に十分な診察をして，どのような問題を抱えた患者さんか適切な判断を下すということは，後の治療方法にも関係することで，非常に重要なポイントだと思います。

軽症化や層の拡大の問題についても，どの疾患も最初は重症の患者さんから目にとまるもので，段々と軽症化と層の拡大が目立つようになるということは，アルコール依存症の場合も例外ではないと思います。実際，AA（Alcoholics Anonymous）や断酒会の人たちも認めるように，昔ながらの重症なアルコール依存症患者は減っているのではないでしょうか。

したがって，初診時の対応の問題についても，今までとは違った方法が求められるような気がします。今までは，3ヵ月入院という一枚岩的な対応しかありませんでしたが，それではもはや時代のニーズに応えられないと思います。

洲脇 久里浜病院では，どれぐらいのメニューが用意されているのですか。

林田 久里浜病院には，痴呆病棟をはじめ，女性専用病棟，若年者用病棟，従来の久里浜モデルと言われる3ヵ月治療プログラム用の病棟，1ヵ月治療プログラム用の病棟などの施設が整っています。しかも榎本先生のクリニックと違って立地条件が悪いにもかかわらず，外

来治療プログラム，それにデイケアも行っているわけです。
　このように，初診時の判断に基づいて，できるだけ患者さんにふさわしい治療プログラムが選択できるよう心がけています。

(2) 他科医，特に内科医との連携

洲脇　久里浜病院のように規模の大きい病院ですと，豊富なメニューが組めますが，普通のクリニックや単科の専門病院ではあまりメニューが組めません。したがって，地域全体が1つのシステムをつくって，地域としてのメニューを用意する必然性が出てきますね。その点について，榎本先生いかがですか。

榎本　私も，これからは地域全体が1つのシステムを組んでメニューを用意する時代だと思います。
　また，もう1つ指摘しておきたいのは他科医，特に内科医との連携の必要性です。内科には多数のアルコール依存症患者がいます。入退院を繰り返し，内科でもて余しているにもかかわらず，われわれのようなアルコール依存症の専門治療機関に依頼がくるケースがほとんどないのですね。内科の先生がアルコール依存に気づいて専門治療機関に任せてくれれば，もっと早く回復すると思われる患者さんが多数いるのではないでしょうか。食道静脈瘤破裂を何回も経験している人が，相変わらず内科で治療を受けているケースもありました。内科の先生にも，アルコール依存症の専門治療についてもう少しご理解いただきたいと思います。

a) 生態学的な (ecological) システムの障害

洲脇　精神医療とその他の身体医療の間に少し距離があるということでしょうか。われわれ精神科の方からも，積極的に出向いていって他科にアピールしていく必要があるのかもしれませんね。
　林田先生はアメリカでの医療経験が豊富でいらっしゃいますが，アメリカでは精神科と他科との連携をどのように図っているのですか。

林田　アメリカで，私が勤務したのは総合病院でした。そしてちょうどその病院にアルコール部門ができたことから，同部門のコンサルテーション精神科医として内科，外科，各病棟あらゆるところを走り回っていたのですね。したがって，私の存在は病院中に知れわたっていまして，ある患者がアルコール依存症ではないかと聞くと駆けつける毎日でした。しかし，アメリカでも一度他科に入院させた患者さんを途中から院内のアルコールプログラムに参加させることはほとんど不可能で，グループ治療を行う前に病院中に招集をかけても，他科の病棟からはほとんど誰も現れません。システムとして，入院前の段階において，ソーシャルワーカーが診て，内科医が診て，最後に精神科医が診て入院を決定するという体制を確立する必要があるのです。
　要は，内科の先生が治療の必要性を認めても，すぐ内科的治療を行わずに，患者さんの抱える問題の本質に目を向けること，生態学的なシステム全体の病気であると考えることが望まれているのだと思います。
　アルコール依存の治療に携わった人なら誰でもわかっていることですが，臓器だけを治療

しても効果はありません。患者さんはもちろん，家族や職場，地域といったシステム全体にまで枠組みを拡げて考える必要があるのです。したがって内科の先生もわれわれアルコール依存症の治療を専門にしている者と連携を保ちつつ，治療を進めていく必要があるわけです。

b）内科医へのアプローチ

洲脇 内科の先生にも，依存に目覚めている先生がいると思うのですが，精神科医の側から身体医学の先生にアプローチする方法についてはいかがでしょうか。

小宮山 武蔵病院では，内科から紹介されてくる患者さんがときどきいらっしゃるのですが，内科の先生に知っていただく意味もあり，通院治療ですむ場合はその旨を内科の先生にもお伝えするようにしています。そこの病院でシアナマイドを飲ませて，当院の外来通院治療で効果の上がったケースも，実際にあるのです。つまり，内科の先生には実践を通してアルコール依存に対する理解を深めていただくしかない，という感じもします。

榎本 私どものクリニックの場合は，アルコールによる臓器障害を抱えた患者さんが多くて困っている内科の病院とコンタクトし，その病院に入院した患者さんには私どものクリニックのデイケアに通ってもらうようにしています。入院中に，内科の先生も承知の上でデイケアに通ってもらい，デイケアの必要性を教育していくわけです。そして退院したら，こちらの外来にアルコール治療のために通ってもらうシステムをとっており，もちろん，うまくいく場合といかない場合がありますが，今後はこのようなシステムも考えられるのではないでしょうか。

林田 現在は日本でも同じだと思いますが，アメリカではアルコールの乱用グループと依存グループとを明確に区別して対応しています。実際，乱用レベルの人たちに対するアプローチと依存症の人たちに対するアプローチでは全く違ったものになるのではないでしょうか。内科の先生はアルコール依存症の専門医ではありませんから，もし内科の先生が内科的な治療を行っても成果が上がらない場合には，必ず専門医に委ねるというシステムが必要だと思います。

　その意味では，病院の内科の先生やファミリードクター，産業医などは，スクリーニングして，乱用か，依存症かを判別し，乱用者に対しては簡単な早期介入を試みてみることが大切です。そして失敗した場合は必ずアルコール依存症の専門医に送る。そのような明確な意識で患者をグループ分けするシステムが必要ではないでしょうか。

(3) 町中での治療システムの模索

洲脇 内科の先生にとっても，アルコール依存症の本格的な治療までは実際に手が回らないわけですから，お互いに理解し合って，一緒に取り組んでいける方向を探っていきたいものです。

　一方，地域システムという側面に目を向けた場合，内科の先生が大部分の場合の窓口になりますので，ここでも内科の先生は重要な役割を担っていると言えます。また，保健師さんやソーシャルワーカーの方々との連携の問題など，保健所や福祉事務所とどのように接点を設けるかといった問題もあるでしょう。この地域システムについては，各地で整備化の動き

が見えるわけですが，その辺りのことについて，もう少し議論を深めていただければと思います。

榎本 かつての，アルコール依存症は精神病院での入院治療しかないという時代は終わったと思います。一部には入院治療が必要なケースもあるでしょうが，むしろ町の中で治療していくシステムをつくった方が患者さんも病院やクリニックに足を運びやすいのではないでしょうか。もちろん，町の中で治療していくシステムをわれわれだけでつくることは不可能ですから，内科の先生方とも連携する必要がありますし，保健所や福祉事務所，断酒会やAAの人たちとも積極的にチームワークを組む必要があります。

例えば私どものクリニックでは，デイケアに毎日通ってくる人に，毎朝，保健所と福祉事務所に立ち寄って飲酒しない元気な顔を見せ，そのしるしにノートに捺印してもらってくるように指導しています。そして，来院して夜の8時になるまで在院して（デイ・ナイト・ケア），治療はもちろんミーティングや自助グループに参加しないとクリニックの捺印をもらえないシステムを採用しているのです。このようなシステムにより，断酒会やAAに行くように進めても足を運んでくれなかった人まで，断酒会やAAに顔を出すようになり，やがて確実に回復していきます。特に，すべてのチェック項目に捺印されている人は間違いなく回復します。

一方，保健所や福祉事務所も，回復していく過程を知るにつれ，関与せざるを得なくなり，実際に関心をもつようになってくるわけです。昔は，アル中に来られては迷惑であるという雰囲気だったのが，側面からサポートしてくれるように変わっていくのですね。

a）抗酒剤を飲むセッティング

小宮山 特に単身者の場合，地域社会によるフォローが大変難しいため，保健所や福祉事務所の協力は不可欠だと私も思います。実は武蔵病院でも，榎本先生のクリニック同様のやり方を，以前から実施してきました。毎日福祉事務所に通いシアナマイドを飲んでいることを，本人のノートへの記録により，週に1度の外来治療の際に確認・捺印していくわけです。さらに，気づいた点などがあれば，われわれも福祉事務所の人も必ずそのノートに記入します。ただこれだけのことで，患者さんに対する福祉事務所の見方が変わっていくのです。

福祉事務所の人も，最初は嫌がりました。しかし，立ち直って1人で暮らしていけるようになる人たちを1人でも2人でも見ていくうちに，積極的になってくれました。今や，毎朝シアナマイドを飲んだ後，事務所の中で患者さんとのミーティングを30分ほど行っている福祉事務所さえあるのです。

これは，全国に大いに広めたい方法だと思います。そのためには，シアナマイドを安心して飲めるような患者さんの信頼感を，われわれ専門の医療機関が獲得する必要があるわけで，その信頼関係が予後にもよい結果をもたらすような気がします。しかし，予後に関しては，退院後シアナマイドを用いてフォローする保健所や福祉事務所が少ないという問題も残されており，これは今後の検討課題だと思います。

林田 シアナマイドは，福祉事務所の人たちの前で飲むのですか。

小宮山 そうです。福祉事務所の人たちの前で飲んでいます。最近，ある福祉事務所では，通う患者さんの数が増えてきたこともあって，必ずしも福祉事務所の人たちの前に限らず，

皆が一緒に飲むような形を取っています。
　また，武蔵病院では，約半分の水を注いだコップに入れて人が見ている前で飲むという，シアナマイドの具体的な飲み方まで指導しています。これは入院中から指導していることで，最初はどの患者さんからも，武蔵病院のような徹底した指導をする病院はないという不平不満が聞かれます。しかし，続けているうちに，シアナマイドを飲んでいることへの安心感を口にされるようになるのです。

林田　行動療法の一部を利用していらっしゃるわけですね。私が携わったアメリカの医療センターでも抗酒剤というものを使っていましたが，抗酒剤はどのように飲ませるかがポイントです。したがって，奥さんの目の前で飲ませるような形にもっていったところ，やはり非常に効果がありました。

小宮山　シアナマイドを飲む習慣を患者本人に身につけさせることは，家族にも安心感を抱かせます。それまでは患者がいつまたお酒を飲むのか非常に過敏になっていて，逆に患者を刺激するような言葉をしばしば口にしていた人たちが，黙って見守ることができるようになっていくわけです。

(4) 薬物治療

洲脇　シアナマイドを飲むセッティングをいかにつくるか，ということですね。ちょうど薬の話が出ましたが，その他の薬についてはどうなのでしょうか。抗酒剤，離脱期のベンゾジアゼピン系薬物，酩酊による快気分を抑えるナルトレキソンのような薬物など，アルコール依存の治療には様々な薬物が存在しますが，今後はどのような薬物が求められるべきなのでしょうか。アメリカは薬物治療にも積極的だと感じていますが，林田先生いかがでしょうか。

林田　アルコール依存対策の薬物には3つの種類があると思うのです。1つは，これを飲んで飲酒すると具合が悪くなるという抗酒剤のような薬物で，現在は2種類あります。もう1つは，cravingを抑える薬ですね。ナルトレキソンはそもそもオピオイドの拮抗薬ですが，cravingを抑える作用があるとも言われています。普通，ストレスがたまっているときはエンドルフィンの分泌量が増加するのですが，ストレスがなくなるとエンドルフィンの分泌量が減少するため，エンドルフィンをより多く分泌させようとしてお酒が飲みたくなるわけです。ところが，ナルトレキソンを飲んでいると，飲酒してもナルトレキソンがエンドルフィンの分泌後の効果を抑えるため心地よくはなりません。したがってお酒を飲むのを諦めるという形になっているわけです。この点について言えば，今後はcravingそのものを抑えられるような薬が必要だと思います。

　そして3つ目が，アルコール離脱治療に用いる薬物と，アルコール依存と併存する不安，うつ病，統合失調症など様々な精神疾患に対する薬物です。久里浜病院では，不安に対しては，非常に限られた患者さんにのみベンゾジアゼピン系薬物を注意しながら投与してきました。

洲脇　小宮山先生もアルコール精神病や離脱症状の強いケースに接していらっしゃると思いますが，いかがでしょうか。

小宮山 連続的な薬物治療のケースは，私も，林田先生がご説明された3種類だろうと思います。

その他，遷延性退薬徴候の情動の不穏状態や攻撃性などに対しては少量のメジャートランキライザーが非常に効果があるようです。

また，うつ的な症状の人には，抗うつ剤を投与します。ケースによってプロペリシアジンやカルバマゼピンを少量投与するよう心がけています。さらに不眠の場合にも，少量のメジャートランキライザーや，抗うつ剤を就寝前に服用させますと比較的落ちつきを示します。

このように様々な形で薬物を投与していますが，特に不都合が生じたことはなく，ほとんどの患者さんが穏やかな状態となり，自然な形で立ち直っていかれます。

離脱期の治療として，今私たちはミアンセリンを積極的に投与することをやっています。実はミアンセリンが登場した当初は，期待した抗うつ効果があまりなかったため，眠気が強い薬という程度の印象しかありませんでした。したがって睡眠薬代わりに投与する程度だったのですが，あるとき，薬物依存で離脱せん妄状態を呈した患者さんに投与したところ，非常に効果があったのです。それ以来アルコール依存症の離脱せん妄にも思い切って投与するようになりました。

洲脇 榎本先生のクリニックでは，比較的軽症の患者さんが多いと思うのですが，どのような薬物を投与されているのですか。

榎本 毎日50～60人がデイケアに訪れますが，みなさん飲酒願望がかなり強いのですね。したがってaggressiveになり，われわれに対しても攻撃的になるケースがしばしば見られます。そこで，現在はハロペリドールを少量投与するよう心がけています。また，今後はハロマンスの投与も検討しているところです。

小宮山 相当症状の激しい人には，フルデカシンなどが効果があるようです。退院して1ヵ月もしないうちに症状が出るパターンを繰り返してきた患者さんに投与するわけですが，とても穏やかになりますね。

林田 メジャートランキライザーについては，久里浜病院ではほとんど投与していません。遅発性のジスキネジアの恐れがあるため，効果があることは確かでしょうが，よほど明確な効果が期待されない限りは投与しないのです。

洲脇 メジャートランキライザーはcravingを多少抑えているような感じもありますね。cravingもいろいろな欲望の1つだろうと思いますし。ただ，林田先生がおっしゃったように遅発性ジスキネジアの問題などがありますから，長期には投与しにくいところがありますね。

榎本 ハロペリドールを3mg/日程度にして，タスモリンなどを併用すると，遅発性ジスキネジアもかなり抑えられるのではないでしょうか。

a) まずアルコールを断ってみること

林田 いずれにせよ，薬物の問題で私が一番申し上げたいのは，内科の先生や一般の開業医の先生がアルコール依存症の患者さんに様々な薬を投与しているという事実です。睡眠剤や抗うつ剤，降圧剤など，様々な薬物を投与している，それが非常に気になります。

その点，久里浜病院では，アルコール依存症の患者さんが他の病院から紹介されてくると，

特殊な投薬は別として，いったんすべての薬物投与をストップしています。少なくとも2週間以上は止めてみる，それで高血圧やうつ状態が残るのかどうか，様子をみるわけです。内科の先生や一般開業医の大部分の先生は，残念ながら，「アルコール依存症の患者に対しては，薬物投与よりもアルコールを止めさせることが先決である」ということの重要性を理解されていないのではないでしょうか。

榎本 私どものクリニックにも，心臓や肝臓の具合が悪いという，非常に訴えが多い患者さんがいらっしゃいます。お酒を止めればそのような疾患はほとんど鎮静化するにもかかわらず，内科の先生にはそこがご理解いただけないのですね。内科にかかって，中には13種類もの薬物を投与されていた患者さんもいらっしゃいました。

ただ私どもクリニックにも1つ悩みがありまして，離脱症状が出ると困ってしまうのです。私も入院治療に携わっていた経験があることから，外来で離脱期に対応できないかと努力しているのですが，夜は家に帰さなければいけないこともあって，うまくいきません。家族と同居されている患者さんの場合は，家族の方がわれわれの指示を受けて患者本人を見守ってくれることから，離脱期を乗り切れる場合もあるのですが，単身者の場合が難しいのです。単身者は家に帰ると，また飲んでしまうわけです。この問題さえクリアできれば，外来でも大部分の症状に対応していけると思います。

林田 私もアメリカでは，ほとんど外来の担当でしたが，外来でも，離脱を必要とする大部分のアルコール依存の患者さんの治療が可能だと思います。入院か外来かの判断で，身体的に必ずしも入院の必要がない患者さんを，ランダムに入院と外来の2グループに分けて治療して，6ヵ月間の経過を調べてみたところ，治癒経過は変わらなかったというデータがあります[1]。

(5) 医療費，保険点数の問題

洲脇 薬物に関して，様々なご意見をありがとうございました。ところで，今後のアルコール医療を睨んだとき，医療費や保険点数，cost-effectivenessの問題など，厳しい状況にあるのではないでしょうか。経済的な基盤がしっかりしないと，システムづくりの問題にも影響が及ぶ可能性があるわけで，これは精神医療全体に共通した問題でもあると思います。この点について，率直なご意見をお聞かせください。

榎本 例えば，私どものクリニックでは以前はよく点滴を行っていたのですが，点滴が必要なほど重症ならば入院させるようにというのが，行政（審査委員）側の指導なのですね。点滴は必要だけれども外来でも十分対応できるケースもある，という私の主張は退けられ，結局，都内のアルコール依存症専門の外来クリニックは点滴が行えなくなってしまいました。デイケアは今では保険点数が高いとはいうものの，経済的な側面だけからみると，デイケア以外の様々な対応はできていないというのが現状です。

洲脇 その辺の事情は，地域差も多少はあるかもしれませんね。それでも10年前に比較しますと，精神科の点数もデイケアや精神療法など技術料として少しずつはカバーされているとこもあるのではないでしょうか。

a) 低すぎるメンタルケアの評価

林田 精神療法などの点数は相変わらず低く，本来なされるべき治療についてさえ適切な診療報酬が保証されていないように思われます。わかりやすい例が理容店の整髪料金との比較です。われわれ精神科では患者さんに対して，初診に少なくとも2時間以上という，整髪時間以上の時間を費やしています。特に久里浜病院では，アルコール依存症の場合，精神科医以外にソーシャルワーカーや内科医まで初診に参加しているにもかかわらず整髪料金よりも低い，安価な診療報酬しか得られないわけで，これは早急に解決されるべき問題だと思います。

洲脇 そのところは，言いたいことがたくさんあります。思春期の患者さんなどは，もっと時間を費やし，家族の相手もする。点滴も薬もほとんどなく医療ベースに乗らないから，公的な機関へたくさん思春期の患者さんが来る。そこのところは，大いに主張していかねばなりませんね。

小宮山 日本の保険医療制度自体が出来高払いの原則で，何か形のあるものを消費しないと保険点数に加算されないシステムになっているわけですね。頭脳や言葉を使う治療は，物質としての形がありませんから，そういう評価が非常に低いのです。

林田 特にアルコール依存症の場合，なぜ飲酒してしまうのか，飲酒しない人生のどこに生きていく価値を認めるのか，という患者のメンタルな問題がかかわってきます。だからこそ精神科医も関与するわけで，診察に時間がかかるのは当然なのです。ところが現実は，薬物投与のような機械的な行為は診療報酬が認められやすく，精神的な，形に見えにくい診療行為は診療報酬が認められにくいシステムになっているのです。

　この点，洲脇先生と全く同感で，この根底には，精神の健康には価値を認めない日本の文化的な問題が隠されているのではないでしょうか。お酒に酔って夫婦喧嘩になり，警察が呼ばれる事態になった場合でも，日本では「夫婦喧嘩は犬も食わない」と警察は帰ってしまって取り合わない。ところが，アメリカの場合，夫婦喧嘩でも刑法扱いとなるため，保護を怠った警察は訴えられますし，逆に翌日，奥さんがご主人に対する訴えを取り下げようとしてもすでに遅いわけです。われわれは，このような文化的背景も念頭に置いた上で，今後の精神医療への取り組み方を検討する必要があると思います。

(6) 今後の課題

洲脇 本日の最後の話題になるかもしれませんが，今後われわれが取り組むべき課題についてはいかがでしょうか。できるだけ早期に治療し，あるいは予防するといった方向も視野に入れておかねばいけないと思うのですが，そうしますと，われわれが今やっている治療と，そういった早期治療とか予防との接点や連携など，そんなことについてはいかがでしょうか。

a) 他科医，家族への啓蒙

榎本 中でも必要なのが，内科の先生方に対する啓蒙活動でしょう。最近，医師会などで内科の先生と話す機会が多いのですが，どの先生もアルコール依存症に関する知識が驚くほど乏しいのですね。ご年配の先生が多いせいもあるのでしょうが，「アル中は治らない」「牛乳を飲ませれば治る」などとまじめな顔で口にする先生がいらっしゃるわけです。このような

先生方に，アルコール依存症について十分理解していただかないといけません。

小宮山 特に，アルコール依存症が特殊な病気ではないことを理解していただく必要があるでしょう。

榎本 同時に啓蒙すべき対象は，患者にとって一番身近な存在である家族の方々ではないでしょうか。

　われわれ精神科医は，以前からアルコール依存症は「家族全体の病気」であると訴えてきましたが，患者の家族もケアが望まれる様々な問題を抱えています。アルコール依存症の父親を殺そうと思った子供の例は珍しくありませんし，夫婦の場合，愛と憎しみ，依存と攻撃の感情が同時に現れたりするのです。このような問題を抱えていることが，私どものクリニックが毎週火曜日と土曜日に開いている家族教室を通じても実によくわかります。

　また，家族の方々のアルコール依存症に対する認識の甘さが原因していることも明らかなわけで，病気の内容を時間をかけてわかりやすく説明していく必要があると思います。場合によっては，ある程度患者から引き離して，家族が患者を客観的にみられるような指導も必要かもしれません。

b）家族間の変化

洲脇 その場合，日本の生活や文化の変化に注意する必要があると思います。30年前われわれがアルコール症治療を始めた頃は，奥さんというのは主人に尽くし，協力すべきものだという考え方があって，もっぱら家族の協力という言葉で言われていたわけですが，最近では，個人個人が独立し，女性は女性として生活を享受すべきだという時代に変わってきましたね。システム論的な方法なども受け入れられやすい土壌ができてきたのではないかと思うわけです。

榎本 家族観については，同じ東京でも下町と山の手では微妙に考え方が違うなど，地域差もあるようです。例えば私が保健所の酒害相談に通っている江東区は，まだ人情味が濃い地域で感心するぐらい，奥さんがアルコール依存症のご主人の面倒をよくみています。ところが世田谷や杉並などの山の手地区になると，多少個人主義的な傾向が強くなり，江東区と同様のケースでは離婚してしまう場合があるのです。

　ただ全体としては，核家族化，そしてニューファミリー化などもあって，家族観や夫婦観は確実に変わりつつあるように私も思います。

林田 個人個人を切り離したアメリカ的な考え方と，断酒会に夫婦揃って参加するような，家族を巻き込んだ考え方があり，現在の日本には両方の考え方が存在するわけですから，要はそのどちらも生かしていったらよいのではないでしょうか。

小宮山 私は，やはり家族全体の問題ととらえ，客観的な患者の状況を家族にもレクチャーしていく必要があると思います。先ほどの榎本先生のお話にもありましたが，患者である主人，あるいは息子に追い詰められている，というご家族の声をよく聞くわけです。しかし，病気の症状そのものを客観的に理解されると，皆さん一様に安心した表情に変わられるのですね。そしてそれまでは，面倒をみるのは入院中だけで，退院したら離婚すると言っていた奥さんたちが，ご主人との根本的な関係改善を図り始めるのです。皆さん何らかの理由があって結婚したわけですから，夫婦の単位が維持できる方向で治療方法を模索していくことが

大切なのではないでしょうか。

榎本 そして家族の次は，地域社会に対する啓蒙です。ロータリークラブなどで地域の人たちと話をすると，やはり昔ながらの誤ったアルコール依存症，アル中のイメージが浸透しているのですね。このような地域社会全体に根付いた誤解や偏見も，時間をかけて払拭していく必要があると思います。

c) 予防と早期治療

洲脇 職場の問題も大切ですね。職場は一番アルコール依存症を理解していただかねばならないところで，仕事をもち家庭があれば非常に回復のポテンシャルが高いわけです。職場をターゲットとして，予防と早期治療の連携を図っていく，あるいは従業員の教育，家族の教育につなげていければいいと思いますね。

その他，アルコール依存の予防や早期治療には，どのような手段が有効でしょうか。

林田 簡単な4つの質問で依存症かどうか見分けがつけられるという点では，CAGEテスト（表5-2-1）[2,3,4]が効果的です。簡単ですから，内科の先生や保健所，企業の管理医など，最初に患者とコンタクトをとるプライマリーケアの立場の人たちに徹底させて，患者さんをアルコール依存症の専門医に送るかどうかという振り分けの作業を明確にしていったらよいと思います。

洲脇 健康診断の中に取り入れているところもありますね。

小宮山 一般の臨床医が，初診の際にCAGEテストを行うだけでも，かなりの依存症患者を見つけ出せると思います。

また，私は飲酒パターンからアルコール依存症をとらえる試みに長年取り組んできました[6]。それは飲み型をA，B，C，Dの4つのパターンに分類するものです。機会飲酒をA型，習慣性飲酒をB型，小分けにして少量を繰り返し飲むのを2日以上にわたって行うのを少量分散飲酒C型，飲んでは眠り覚めては飲むを2日以上にわたって行うのを持続深酩酊飲酒D型とそれぞれ分類します。そしてC型とD型が病的飲酒パターンでアルコール依存症と判断します。ここでは飲酒量は問題にしません。また，夕方から寝つくまで大量を飲酒するのはB型の範囲ですが，通常の飲酒ではありませんから，アルコール乱用とします。飲酒パターンの変化からアルコール依存症の発病や進行程度を判断していくわけです。最近始まったとばかり考えていたのが，実は10年も前から依存症にかかっていたなど，患者さん

表5-2-1　CAGE質問表

①あなたはこれまでに，飲酒を減らすべきだと感じたことがありますか。
②これまで，誰かからあなたの飲酒について批判を受け煩わしく思ったことがありますか。
③あなたはこれまでに，自分の飲酒について悪いとか申しわけないと感じたことがありますか。
④あなたはこれまでに，朝起きて何よりもまず飲酒することで，神経を落ち着かせようとしたり，2日酔いを紛らわそうとしたことがありますか。

CAGE質問表：Ewingにより1968年，アルコール依存症のスクリーニングを目的として作成された上記4項目からなる質問表。2項目以上の肯定的回答を陽性とするが，早期介入の目的で1項目以上の肯定回答を拾いあげる場合もある。CAGEの由来は，4つの質問のキーワード（Cut down, Annoyed by criticism, Guilty about drinking, Eye-opener drinks）の頭文字をとったものである（洲脇による）

や家族にとって意外な事実が判明することがあります。

d）治療方法の評価と大学教育

林田 われわれ医療者の日頃の心構えも大切でしょう。私は，医学部の学生を指導するとき，アルコール依存症ではないという明確な証拠がない限り，常に患者さんはアルコール依存症かもしれないという立場で行動し，どのような裏付けによってアルコール依存症でないことが証明されたかを克明に記録するよう注意しています。

　また，一つひとつの治療方法の結果についての十分な検討を重ねていかないと医療の進歩はあり得ませんから，例えば，点滴を受けている患者さんと受けていない患者さんの治療効果の比較等のリサーチをやってみるとかの必要があるのではないでしょうか。

洲脇 日本も高齢化が一段と進み，医療経済が厳しい状況になっていますね。cost-effectivenessの問題と関連しますが，これからアルコール症医療も，ただ患者さんを抱えているだけではだめで，治療そのものの有効性が問われる時代になってくるのでしょうね。

小宮山 また，アルコール依存症についての適切かつ十分な知識が得られるよう，大学教育のカリキュラムも改善されるべきでしょう。それが，将来の精神科と内科のスムースな連携にもつながっていくのだと思います。

洲脇 われわれ大学教育に携わる者からみても，アルコール依存症は肝障害その他の身体的な問題をはじめ，全人的な様々な問題を含んでいますから，学生を教育する格好の材料でもあるわけです。したがって総合医療講義の主要テーマの1つに据えるなど，10年前と比較すると，かなり変化しており，今後は，幅広い視点でアルコール依存症をとらえられる若い医師の登場を期待しています。

榎本 一方，最前線に立つわれわれは，身体・心・社会の治療に並行して取り組める，アルコール依存症ならではの治療システムを構築していく努力をしていかなければいけません。そのためには，福祉事務所や地域社会などにもっと積極的に働きかけて，医療と福祉の接点を広げていく必要があるでしょうね。

林田 いずれにせよ，今の日本ではアルコール乱用および依存症のごく一部の人たちしか治療を受けておらず，残りの大部分はお酒を飲み続けているわけですから，アルコール乱用および依存が今後も重要な医療テーマの1つであることは間違いありません。

洲脇 あっという間に予定時間を過ぎてしまいましたが，本日はアルコール依存症の治療をとりまく様々な問題について忌憚のないお話をいただき，ありがとうございました。

文　献

1) Hayashida M, Alterman AI, McLellan AT, O'Brien CP, Purtill JJ, Volpicelli JR, Raphaelson AH & Hall CP : Comparative Effectiveness and Costs of Inpatient and Outpatient Detoxification of Patients with Mild-to-Moderate Alcohol Withdrawal Syndrome. New England Journal of Medicine 320 : 358-365, 1989.

2) Ewing JA : Detecting alcoholism. The CAGE questionnaire. JAMA 252 : 1905-1907, 1984.

3) Mayfield DG, McLeod G & Hall P : The CAGE questionnaire Validation of a new alcoholism screening instrument. American Journal of Psychiatry, 131 : 1121-1123, 1974.

4) 廣　尚典, 島　悟, 吉野相英, 加藤元一郎：職域におけるアルコール症のスクリーニング. 産業精神保健. 2 (2)：189-196, 1994.
5) 小宮山徳太郎：長期入院治療. 精神科 MOOK30「アルコール依存症の治療」(中沢洋一編), 金原出版, 東京, pp65-76, 1994.

初出, 洲脇寛編著：アルコール依存〔精神医学レビュー No.16〕, ライフ・サイエンス, 東京, 1995 に加筆.

あとがき

　冒頭で述べたように，本書は，著者が最近20年間に物質依存症と嗜癖行動障害の臨床で遭遇し，対処してきた諸問題を纏めたものである。その間，辛抱強く著者との共同作業を続けて下さった患者さんと御家族の方々に感謝の意を表したい。何よりも著者自身が啓発され，多くのことを学ばせて頂いた。いっぽう，学術面で最も多くの示唆を頂いたのは，Griffith Edwards先生とDavid Goldberg先生からである。御二人は，ともにMaudsley学派の俊英で，Edwards先生からは"Alcohol Dependence Syndrome"，"Natural recovery is the only recovery"等々，常に臨床に密着しながらの理論化の進め方を，Goldberg先生からは，"Common Mental Disorders"というdimensionalな疾病モデルと地域保健・医療の中での精神科医の役割などについて，貴重な御示唆を頂いた。御二人に深甚なる謝意を表したい。また，同じ嗜癖精神医学の道を歩みながら，いくつかの共同研究を行い，議論の相手にもなって頂いた堀井茂男先生（慈圭病院，岡山），樋口進先生（久里浜病院），中村光夫君（香川大学精神神経科），宮武良輔君（千葉大学精神科）にも感謝の意を伝えたい。

　気持ちだけは，まだまだ若い積りでいたが，いつの間にか著者も65歳となり，今春定年退職を迎えた。恐らく，20年後の続編（第3編）を，著者自身が筆にすることはなかろうかと思う。本書が，幾ばくかでも嗜癖問題に関心のある方々にインパクトを与えることができ，1人でも多く嗜癖精神医学の領域で活躍される方が現れることを願ってやまない。

　おわりに，本書の校正に際して著者の我がままな要求を寛容な心で受けとめて下さり，数々の御支援を頂いた新興医学出版社 服部治夫氏に心からお礼を申し上げ，筆を擱く。

平成17年5月　洲脇　寛
屋島壇の浦の自室にて

©2005	第1版発行　2005年6月20日

嗜癖精神医学の展開

定価はカバーに表示してあります

	著　者	洲　脇　　　寛
	発行者	服　部　秀　夫
	発行所	株式会社 新興医学出版社

〒113-0033　東京都文京区本郷6-26-8

＜検印廃止＞

電話　03（3816）2853
FAX　03（3816）2895

印刷　株式会社 藤美社	ISBN4-88002-648-4	郵便振替　00120-8-191625

・本書およびCD-ROM（Drill）版の複製権・翻訳権・譲渡権・公衆送信権（送信可能化権を含む）は株式会社新興医学出版社が所有します。
・JCLS ＜㈱日本著作出版権管理システム委託出版物＞
本書の無断複写は著作権法上での例外を除き禁じられています。複写される場合は，その都度事前に㈱日本著作出版権管理システム（電話03-3817-5670, FAX 03-3815-8199）の許諾を得てください。